激痛！日本の医療があぶない

肥田　泰
相野谷安孝
高柳　新

JN267883

花伝社

目次

第二部　社会保障があぶない

相野谷　安孝

第三部　医療のこころ――「いのちこそ宝」

高柳　新

第一部　日本の医療があぶない
――小泉「医療改革」の激痛

肥田　泰／相野谷　安孝

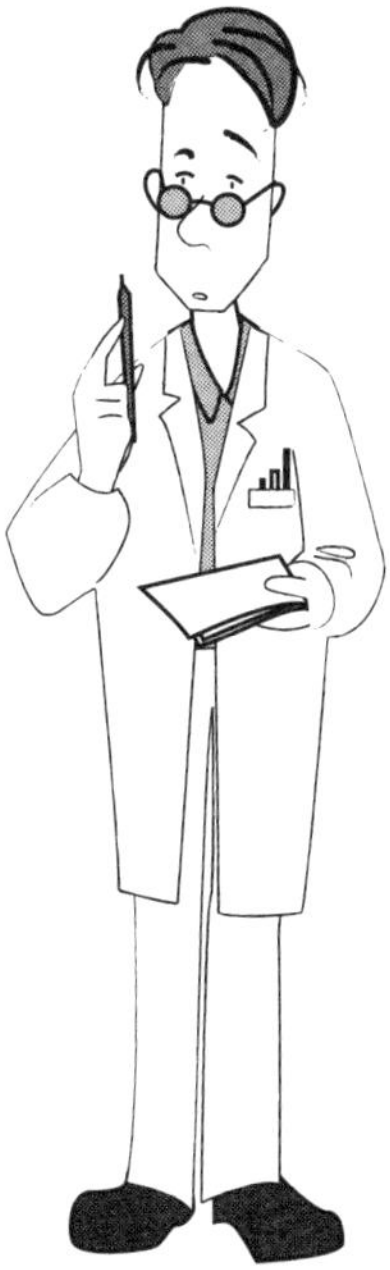

はじめに

聖域なき「小泉構造改革」の重要な柱として医療「改革」がかかげられ、いま国民の医療を受ける権利が大幅に浸食されようとしています。

二〇〇一年九月二五日に厚生労働省は医療「改革」の原案を提示し、一一月末に、小泉内閣と与党は「医療改革大綱」をまとめ、二〇〇二年度予算案に盛り込みました。医療改革法案は、二〇〇二年春の通常国会に提出されようとしています。

二一世紀の初頭に、日本の医療はきわめて大きな岐路に立たされています。

ＮＨＫが二〇〇一年末におこなった世論調査では、医療「改革」について「評価しない」と答えた人は六一％で、「評価する」と答えた三〇％の倍になっています。

政府がおこなった世論調査では、六五％もの人が生活に「悩みと不安」を持っていると答え、博報堂生活総合研究所の「今月の満足度」調査では、「政治について」の満足度は、ピークだった二〇〇一年五月の七四・五％から一六・七％に急降下しています。

深刻さを増す国民生活のなかで、いのちに関わる負担増への批判が高まっているのです。小泉内閣の支持率は田中真紀子外務大臣更迭で急落しつつあるとはいえ、いまだに高率です。しかし、その中で「医療改革」が、小泉内閣にとっての重大かつ致命的なウィークポイントになりつつあるのです。自民党の国会議員のなかにも公然と医療改革反対を表明する議員も現れています。医療改悪に対する運動が、小泉内閣とその「構造改革」全体をゆさぶる運動になってきています。

この痛みの声を聞け

二〇〇一年秋から開始された医療改悪反対の運動のなかで、各県の社保協（社会保障推進協議会）が、宣伝のチラシやリーフに、署名付きの返信はがきを添付して、配布するという運動が取り組まれています。

京都社保協は、九五万枚の署名はがき付きリーフを新聞折り込みなどで府下全域に配布し、六六〇〇を超える方から返信はがきが届きました。そこには、一枚平均四人近い二万二〇〇〇筆もの署名があり、返送してくれた人の半分近くにあたる三〇〇〇枚のはがきにぎっしりと書き込みがありました。同様の運動を取り組んだ北海道をはじめ東京、愛知、福井、愛媛など一五都道府県の合計で、九〇〇万枚のチラシが配られ、二万通を超える返信がありました。書き込みは八〇〇〇通におよびます。

この書き込まれた意見が、どれも切実なのです。その一部を紹介しましょう。

●「わずかな年金でやっと生きているのに、支出は増える一方で、お昼は『おにぎり一つ』で済ませたりしています。生きているのがつらいです」（奈良市）

●「朝はパン二つ、昼抜きで晩ご飯は茶碗一杯、体重三八キロまで落ちました」（大阪府）

●「少ない年金で暮らしているのに、介護保険料もひかれるし、これじゃ病院に行けなくなる。ど

こに相談したらいいのか、死んでしまいたいくらいだ」（札幌市）

●「私は月三回病院に通院しています。交通費を入れると三万円弱になります。年金も少なく、どうしようと思っていたら今度は介護保険料が倍になりました。これではもっと体が悪くなったら病院通いも減らさなくては生活ができなくなる状態です」（芦原町）

●「平成元年手術を受けていのちはあり自分の事もでき、家庭菜園もできますが、年々衰え始め入退院の繰り返し。医療費は国民年金で足りず、蓄えも底をつき、先行真暗、その上老人ホームに親もお世話になって居ります。真実を誰に聞いてももらえずこの一枚に祈る思いで申します」（金沢市）

●「主人と二人合わせて年金一四万円余りです。介護保険料は現在一人四七〇〇円、二人で九四〇〇円です。毎年値上がりすると恐ろしい思いです。これからどうして生きていけばよいのでしょうか。弱い者いじめはやめて下さい。どうしても払わなければならないのなら、生活できないので安楽死の方法をお願いします」（兵庫県）

●「お金がなくて介護保険料も滞納している。三二歳の娘も仕事がなくて、『子どもはいらない』といっている。小泉首相は私たちに死ねといっている。有事立法とかいう前に福祉にお金を使ってほしい」（札幌市）

●「小泉さんは冷たすぎる。父母は年金から医療費の支払いが大変。本当にひどすぎる」（札幌市）

●「高齢者は死ねということでしょうか。これ以上負担が増えればお手上げです」（佐賀市）

●「病気せずに六五歳まで元気に働いてきました。現在七二歳。昨年（二〇〇〇年）から急に老いて、現在心臓、高血圧、整形、歯科、眼科と通いはじめました。昨年は感じなかったのに、今年（二〇〇一年）の自己負担の多さに驚き、ノートにすべての領収書を整理して、二度ビックリ。これで来年改悪されたらどうなってしまうのでしょう。ノートを見せてやりたい」（足立区）

●「国民に痛みを押しつけるような改革は、真の改革ではない！　とくに弱者をも含まれている痛みには賛同できない」（大和郡山市）

●「〝苛政は虎より猛なり〟政治はやめて、弱者にとってより優しい政治をしていただきたい。血税をムダ使いして、そのツケを国民に強いないで欲しい‼」（兵庫県）

●「患者負担が大幅に上がることで、お医者さんに行きたくても行けない人が増加するのではないかと心配になります。ボーナスも今はほとんどゼロに近い状況なのに上乗せなんておかしいと思います。『医療改革』に賛成できません。医療費の国庫負担を減らすよりも、他の部分で税金のムダ使いを減らすべきなんじゃないでしょうか」（兵庫県）

●「総ての国民が安心して医療にお世話になれるシステムを希望します。ムダな公共事業削減。神戸空港は必要でしょうか」（兵庫県）

●「憲法でも健康で安全な生活をする事ができる権利がうたわれているにも関わらず、お金がなくて治療もできない人がいる現状にいつも矛盾を感じています。確かに高額医療費については一部が後で免除されますが低所得者にとってはもちろん、負担の割合が上がればそうでない人にとっても適切な医療が受けられなくなります。サラリーマンの負担額が上がった場合、保険料は納めているのに治療が受けられない、こんな事があってよいのでしょうか？　また、少子化が叫ばれていますが、不妊治療に関する薬や注射が保険適応外のものが多く、これでは子どもが欲しくても治療が受けられない方が続出です。誰もが安心して生きていける権利を強く主張します」(福井市)

●「海を見ても、陸を見てもムダだらけ。いまを生きる『いのち』を最優先してください」(福岡若松区)

●「この医療改革(計画案)の『下地づくり』として、既に諸々の改悪が先行実施されている事実をご存知ですか？　兵庫県川西市では『老人医療助成制度』を改悪して、昨年から所得限度額を勝手に引き下げ、多数の市民から『老人医療費受給者証』を一方的に取り上げました。他の市でも有るのでは？」(兵庫県)

●「我が家では小泉内閣不信任案を可決しました」(大阪府)

●「老後に不安のない社会にしていただきたいと思います。お願いします。お願いします。お願いします」(福井市)

「いのちを削る思い」「一つしかないいのち削る痛み」「いのちをちぢめます」「年金生活者でこれ以上の負担増は死活問題です」「もう、生活できません」「死ぬのをまつばかりです」という本当に切実な、絞り出すような悲鳴なのです。小泉首相にはこうした声が届いていないのでしょうか。

具合はよくないががまんしている

長崎県にある大浦診療所が治療を中断している二〇〇〇人の方にアンケートをおこないました。二九九人から回答が寄せられました。そのなかで、「具合はよくないががまんしている」が二五・八％、「売薬で済ませている」が一〇・〇％と、三人に一人が、状態がよくないのにがまんしているという実態が浮かびあがりました。また、「なぜ、診療にこれないのか」という問いには、「仕事に追われている」が三三・八％もあり、「不況でクリーニングのお客さんが減りました。膝の痛みをこらえながら仕事しています」「朝二時まで仕事をしています」「体調はあまりよくありませんが、人員不足で休めません」など、切実な現状が書き込まれていました。

さらに「経済的にきびしくて治療にいけない」が一六・七％、「家族の介護に追われている」が一一・〇％もありました。

小泉首相は、二〇〇一年暮れの臨時国会で、「負担が低いと病院になんでもない人が殺到する」（一二月五日）などと発言しましたが、病院や診療所にかかりたくてもがまんしているというのが国民の実態ではないでしょうか。

二〇〇一年一月から実施された高齢者医療の改悪で、「財布から大事にしていた昔の五〇〇〇円札まで出して支払っていった患者さんがいた」「一回の支払いが四〇〇〇円以上、とても安心して病院にかかれない」など、高齢者の悲鳴の声があがっています。全日本民医連がおこなった実態調査では、前年同月と比較して、診療所で三〇％以上も窓口負担が増え、受診回数が二〇％近く減少しているという結果がでています。全国保険医団体連合会がおこなった調査でも、受診回数が減ったと回答した開業医が四分の一にのぼっています。

健保の本人でも、インシュリン治療が必要なのに病院への支払いがたまって、病院にいきづらくなり、病気が悪化して自宅で死亡したケースや、同じくインシュリン治療が必要なのに医療費が高いので飲み薬に変えてほしいと薬局の窓口に相談してきたケースなど、お金がないために必要な医療が継続できない人が増えています。

「吐血や下血があっていますぐ入院が必要なのに、『医療費が心配だから入院はしません』という患者さん」「会社に病気を知られないようにと自費診療で医療を受けるサラリーマン」など、長引く不況とリストラ合理化のもとでこうした事例が増えています。全国の医療現場からは「やるせない」「せつない」との声が届きます。

九〇年代に政府が一貫してすすめてきた医療費の抑制・医療制度の改悪によって、いのちの危機が広がっています。

深刻化する「いのちと暮らし」の困難

「いのちと暮らしの困難」、それは、仕事がない、したがって収入がないという人が大幅に増加しているということです。長引く深刻で出口のない不況のもとで、失業率はついに五・六％と大台を突破、失業者数で四〇〇万人に迫る勢いです。実質的には一〇％に達しているのではともいわれています。

大企業をはじめとしてリストラはとどまることなく、ＮＴＴの一一万人削減計画、東芝一万人、

表①　急増する国保料(税)滞納世帯

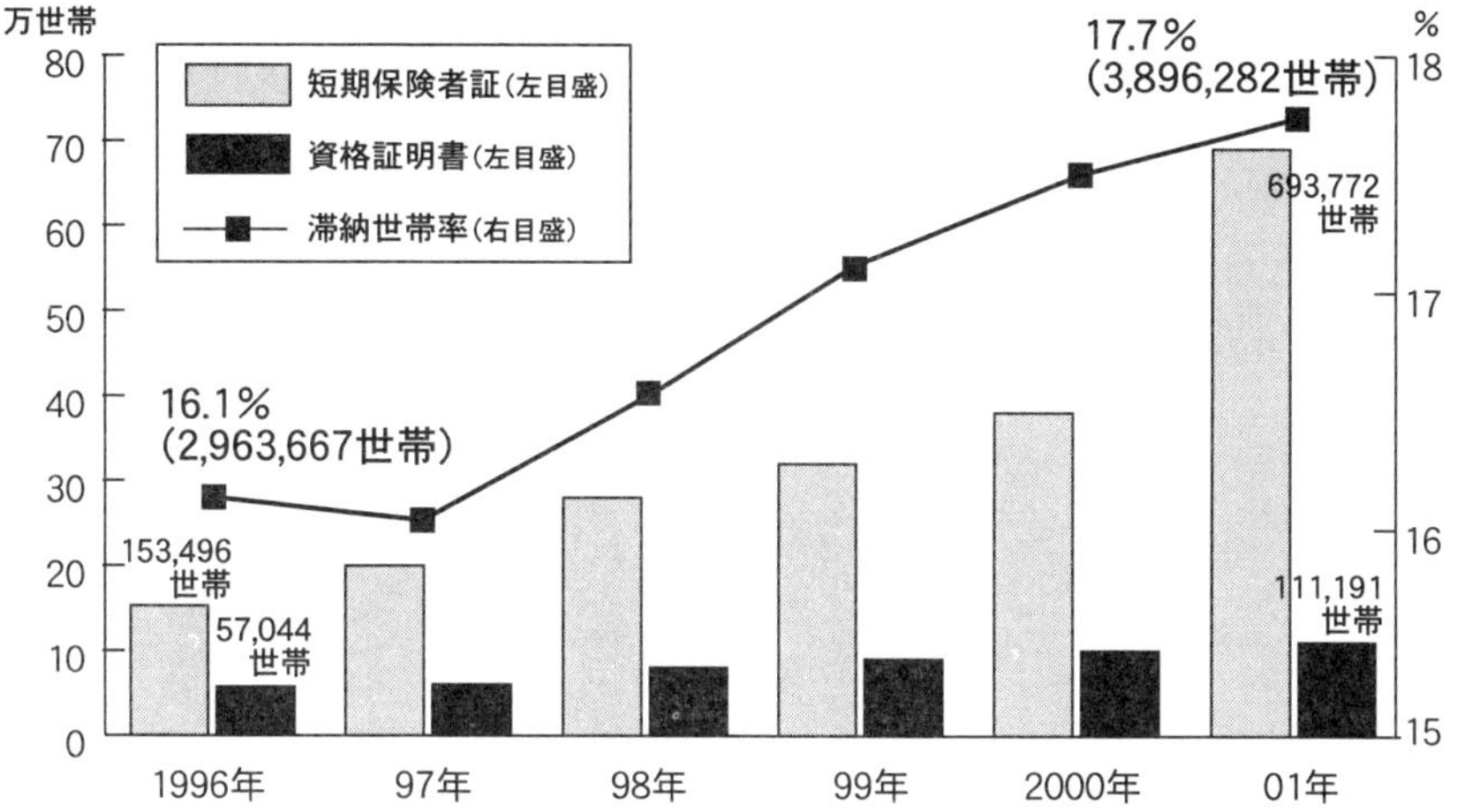

(注)厚生労働省調べ。各年６月１日現在の状況。「滞納世帯率」は国保加入世帯に占める滞納世帯の割合で、(　)内は滞納世帯数。2000年調査は東京都三宅村は未報告

日立一万四〇〇〇人、富士通一万六〇〇〇人、NEC四〇〇〇人、いすゞ自動車九七〇〇人、住友金属九〇〇〇人などの大幅な人員削減や、松下グループの賃金三割カットなど労働条件の切り下げがすすめられています。大銀行や生保会社は人員削減の競い合いを目的とする合併をつぎつぎとすすめています。関連する中小企業の倒産も深刻な数に上っています。仕事を持っている人もいつ何時失業者の立場に追いやられるかという不安のなかで生活しています。実際に一家の大黒柱が会社のリストラや倒産で心ならずも職を失うというケースが多く、また未来の担い手である二〇歳代の青年層の失業率は一〇%に迫るという深刻さです。

自営業の人でも「仕事がない」「ものが売れない」という状態がつづき、また、少なくない農民が減反と買いたたきのなかで農業を離れざるを得なくなっています。

そして、自己破産、家庭崩壊、自殺の増大、虐待などの社会問題が広がっています。リストラや病気を苦にした中高年の自殺も増え続けており、自殺した人は三年続けて三万人を超えています。一九九九年には、自殺の増加を背景として戦後ずっと伸びつづけてきた男性の平均寿命がはじめて縮みました。

こうしたことから、「最低限の人間らしい暮らし・生活を」「病気になったときくらい安心して病院にかかりたい」「老後の生活がとても心配」など、いのちと暮らしにかかわる不安、そして切実な要求が強く大きくなるの当然ではないでしょうか。

ところが、実際には、いのちや暮らしの保障が奪われる事態がすすんでいます。少なくなる収入に反比例して高くなる国民健康保険料・税のために保険料を納められない人や滞納する人が増え続けています。全国平均で二割、五世帯に一世帯が国保保険料を滞納しています(表①)。二〇〇一年一〇月からは介護保険料が満額徴収になり、介護保険料を上乗せされる国保料はさらに高くなりました。このため滞納がさらに増えています。滞納に対する罰則として短期保険証、資格証明書の発行が全国の自治体で急速に増えており、病気になっても医療機関にかかれない国保加入者の増加が懸念されています。

政府の生活保護受給抑制策にもかかわらず、生活保護世帯は全国的に増加し、六五万世帯をこえました。さらに生活保護基準かそれ以下の世帯はその一〇倍にのぼると推定されています。実に国民の一五%から二〇%にあたる人々が、生活保護基準かそれ以下の生活を強いられているのが実態です。

1　小泉「医療改革」――なにをどうしようとしているか

小泉首相の「大罪」

深刻な不況とあいつぐ社会保障改悪のもとで「生活が大変」「将来が不安」の思いは、日々に強まっています。

小泉内閣が「変える」といっているその中身は、国民生活にどんな影響をおよぼし、国民にどんな痛みをもたらすものでしょうか。

そもそも、小泉純一郎氏は九七年に問題の多い介護保険を成立させ、医療改悪で、健康保険本人負担の倍増(二割)、難病医療の有料化、国保の保険証取り上げの義務化をすすめた厚生大臣です。一連の改悪と、消費税増税などでこの年、合わせて九兆円もの負担が国民におしつけられました。まさに現在の大不況の引き金を引いた張本人です。また、年金の支給開始年齢を六〇歳から六五歳に繰り延べる法律改悪（実施は二〇〇一年から）が可決されたのが八九年ですが、このときの厚生大臣も小泉氏でした。

今回の「医療改革」案の原案である「二一世紀の医療制度(旧厚生省案、一九九七年八月七日)」をまとめた厚生大臣でもあります。この九七年の厚生省案は、健康保険本人二割負担の法律改悪をおこなった直後にもかかわらず、「健保本人三割負担、大病院の外来は五割負担」などを打ち出しているのです。

九七年に実施された健康保険本人の二割負担（窓口二倍化）によって、三五歳から六五歳の患者数は、九六年の二八二万人から、九九年の二四七万人へと、三五万人（一二・四％）も減っています（厚生労働省の「患者調査」）。この激減は一九六五年の調査開始以来はじめてのことです。また、九八年に行われた難病患者（四五疾患、四三万六〇〇〇人）の医療費負担の有料化によって、難病患者の通院比率は一七％減少しています。いのちと暮らしの困難が深刻化している実態は先にみたとおりです。

にもかかわらず、小泉首相は、「聖域なき構造改革」をとなえ、「痛みを恐れず、既得権益の壁にひるまず」改革をすすめると宣言しました。社会保障制度については、「給付は厚く、負担は軽くというわけにはいかない」などとして、「自助と自律」の精神を基本とすると述べています。また、「介護や子育て等を皆で支え合う『共助』の社会を築く」などとしています。

まがりなりにも「社会保障は自助、共助、公助の組みあわせで」と言ってきたのが歴代の自民党政府でしたが、ついに「公助」ということばすらも消えました。ここには、社会保障に対する国の責任や企業の社会的責任といった思想はみじんもありません。国民一人ひとりが国や公的保障に頼らず、自分自身で備えることが原則であり、あとは相互の助け合いでという考えです。

これまで政府や旧厚生省などが使ってきた「自立、自助」という言い方を、「自助と自律」としたところに、いっそうの危険性が現れています。「自律」とは自ら律すること。広辞苑には、「自分で自分の行為を規制すること」とあります。「痛み」や「がまん」の実質が透けて見えます。自分で立つだけではなくて、病気や貧困にならぬよう自ら律しろということでしょうか。そして「共

表②　有訴者の14％は受診をがまん

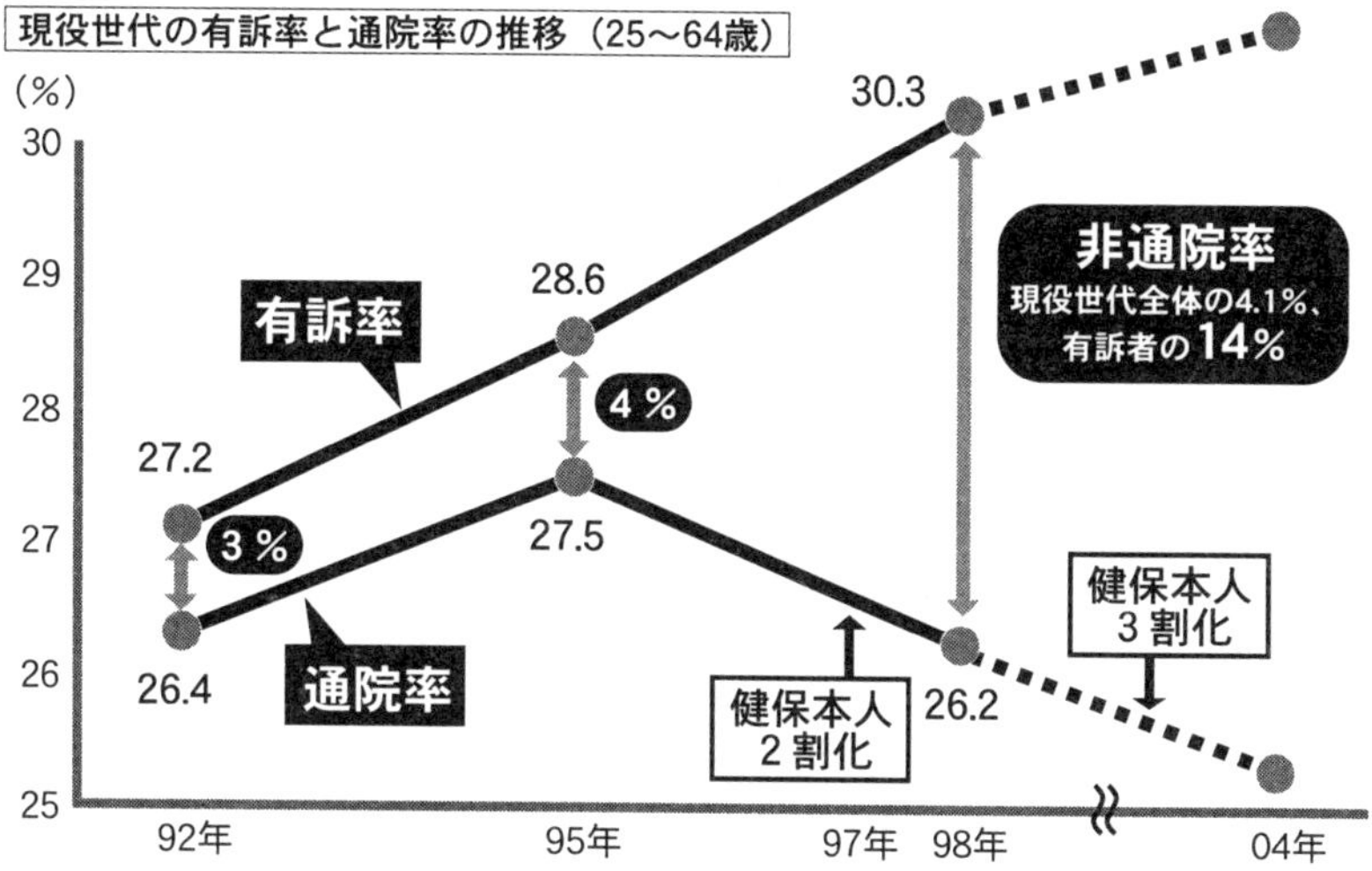

（出所）旧厚生省「国民生活基礎調査」より作成

助」の社会システム。まさに国の責任をいっさい放棄した社会保障システムをつくりあげる、というのが、「小泉構造改革」の主要な柱としての社会保障改革、医療改革なのです。

健保本人の二割負担でいかに受診が減っているかは、見てきたとおりです。いうまでもなく、健保本人の健康状態が改善されているわけではありません。むしろ職場や生活の困難のなかで悪化しています。二五歳から六四歳までの現役世代の有訴者（病気やけがなどで自覚症状のある人）は、その割合が増加しています。にもかかわらず、病院や診療所にかかる人は減っているのです。九八年には有訴者の一四％が、非通院、つまりがまんしています（表②）。この状況は今でもつづいており、負担が三割となれば受診抑制はさらに深刻になることが予測されます。老人医療の分野でも同様の受診抑制は確実であり、医療費の抑制はできても、国民の健康は保障されないという、なんともいいようのない許しがたい状況が出現することになります。

予算に規定された医療費の削減

改革案の盛り込まれた二〇〇二年度の予算案から、どのくらいの医療切り捨てが行われようとしているのか、この点を先に見ておきましょう。

小泉内閣は、〇一年末に〇二年度の政府予算案を決定しました。この予算案は、医療や教育など国民に大幅な負担増をもたらし、家計を直撃するものです。社会保障では、高齢者の医療費負担引き上げなどで国費の負担を約三〇〇〇億円も圧縮。文教予算でも「受益者負担」を押し出し、国立学校の授業料を大幅に値上げする他、無利子奨学金の貸与枠も減らしました。国民にいっそうの「痛み」を押しつける内容です。

この予算案では、医療費への国庫負担で二八〇〇億円を削ることになっています。社会保障で削る額の大部分を医療で削ろうというのです。高齢者人口の増加に伴って増加する医療費への国庫負担は、およそ五五〇〇億円。この自然増（当然増やさなければならないお金）を「医療制度改革」によって、二七〇〇億円増にとどめる、つまり二八〇〇億円削る内容になっています。

医療費全体に占める国庫負担は、およそ四分の一。医療費全体は、三〇兆円といわれます。そのうち、私たちの納めた税金や企業が負担する税金から政府が出しているのが国庫負担、これが三〇兆円の四分の一を占め、およそ七兆円です。のこり四分の三は、保険料や窓口での負担、事

表③　18年間で6％引き下げられた医療費への国庫負担率

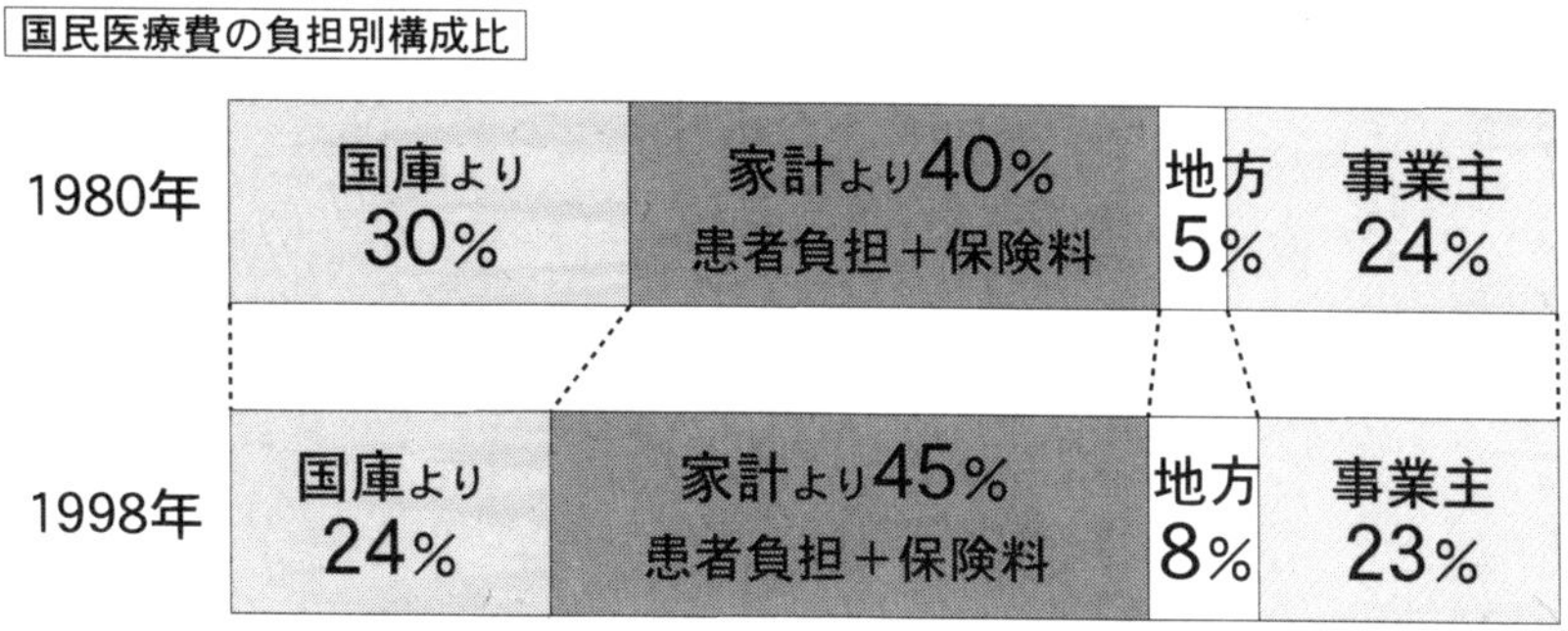

（出所）厚生労働省「国民生活医療費」各年版

業主の負担などでまかなわれています。この国庫負担は八〇年には三〇％を占めていたのが、現在では二四％と六％も減っているのです（表③）。全体の四分の一にあたる国庫負担を二八〇〇億円削るとすれば、単純な計算で四倍の一兆一二〇〇億円も医療費を押さえ込むか、国庫負担分の二八〇〇億円を国民負担に転嫁しなければ、この方針は達成されません。

健保本人の窓口二割負担、薬局窓口での薬代の一部負担、高齢者定額負担の引き上げなどをおこなった九七年の改悪で国庫負担の削減はちょうど二八〇〇億円。この時、国民・患者の医療費負担増は二兆円におよび、消費税税率のアップと合わせてその後の不況の元凶になりました。

翌九八年度にも、九七年暮れに成立した「財政構造改革法」にもとづいて、医療費への国庫負担が三二六〇億円も削られています。この時は、難病医療への助成のカット（難病治療費に自己負担を導入）、病院からの高齢入院患者の追い出しの強化、病院や診療所のデイケアサービスを週三回に制限するなど在宅医療の抑制、医療機関への診療報酬による締め付けなどが行われました。また、国保法を改悪して、五六〇億円の国庫負担を削減し、この負担を健康保険などの被用者保険に押しつけました。この年の改悪によって、難病患者（四五疾患、四三万六〇〇〇人）の通院比率は一七％も減少しています。

この年（九八年）からの「構造改革」は、当時の橋本首相が「火だるまになってもすすめる」と宣言してすすめられた「六大改革」です。この時の「財政構造改革の推進方策」（九七年六月閣議決定）によると、「今世紀中の三年間（九八年から〇〇年）を『集中改革期間』と定め、その期間中は、『一切の聖域なし』で歳出の改革と縮減をすすめることに決定した」として、「特に、当面の平成一〇年度（九八年度）予算においては、政策的経費である一般歳出を対前年度比マイナスとする」などとしています。マイナスの一番の柱にされたのが、先にみた難病医療への助成をはじめとする医療費でした。

この「財政構造改革」に関する記者会見で橋本首相（当時）は、「『改革』の過渡期は強い痛みを伴う。痛みを恐れてちゅうちょすることは許されない。六つの改革を一体のものとして、一気呵成にやりぬきたい」と述べています。

まったく、いまの小泉首相と同じではありませんか。この橋本六大改革は、消費税値上げと負担増による不況の悪化のなかで九九年には休止状態になりました。やめさせたのは、九八年の参議院選挙で橋本内閣を退陣に追い込んだ国民の怒りでした。

したがって、現在小泉首相がすすめようという「構造改革」は、何ら目新しいものではなく、橋本改革の焼き直しにすぎないのです。「痛み」を通りこした激痛で、大変な負担を国民に押しつけ

表④　政府与党が予定している窓口負担増計画

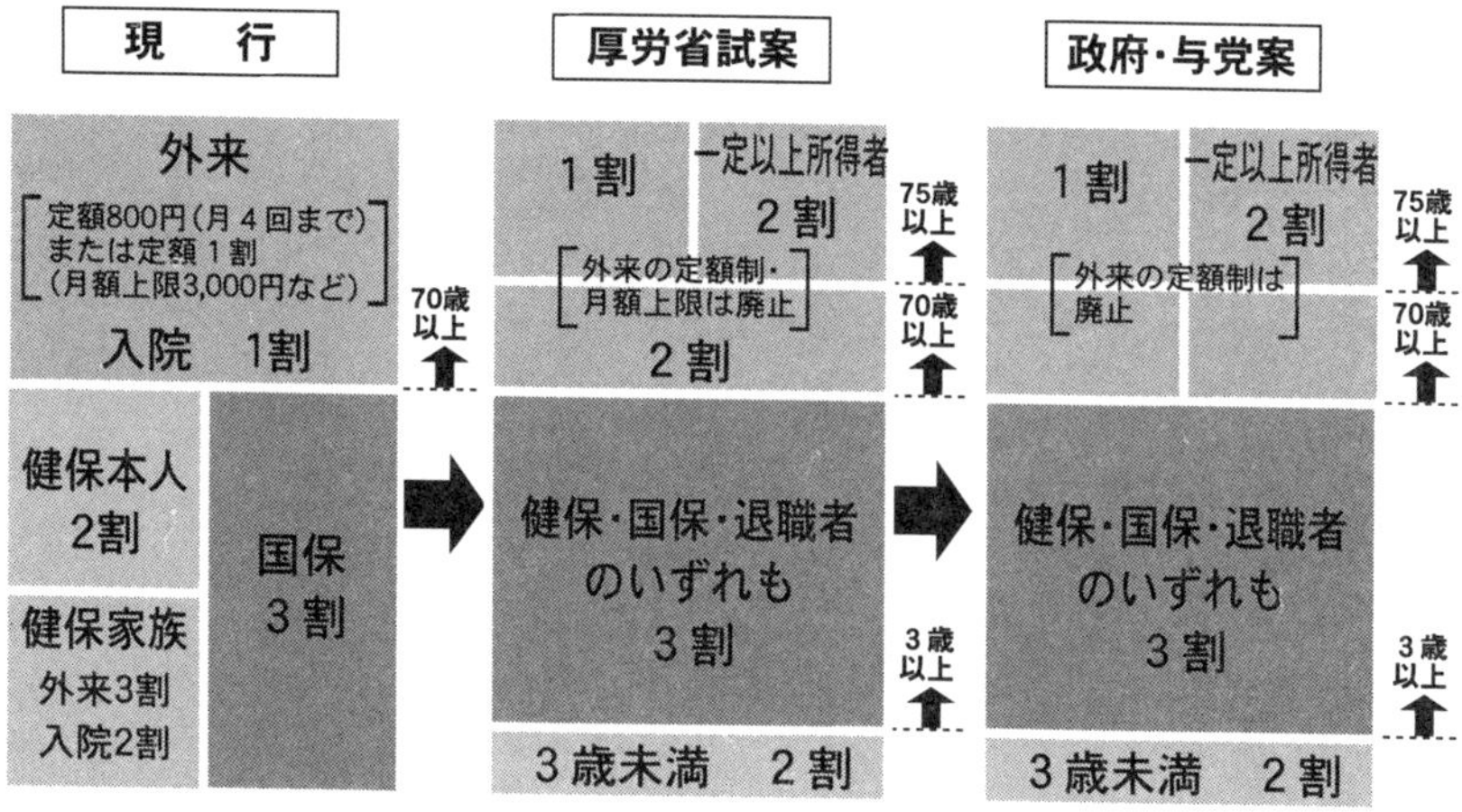

る「改革」なのです。先行きの失敗が明確な「改革」であり、何ら国民の期待を託せるものではないのです。

医療制度改革大綱

それでは、今回の「構造改革」の柱に位置づけられている「医療改革」の中身を検討してみましょう（表④）。

〇一年一一月二九日に、政府与党協議会による「医療制度改革大綱」がまとめられました。九月二五日に発表された厚生労働省の「医療制度改革試案」と比べると、三割負担の実施時期の先延ばし（〇二年一〇月一日実施を「必要なときに」）、七〇歳以上の医療費負担の二割を一割にとどめることなど、一定の譲歩が含まれています。これは、先に見た国民の批判の高まりを反映したものです。しかし、本質的な抜本改悪であるという点では、変わりありません。

「大綱」が示した改革内容は、第一に健康保険本人、家族の入院、退職者医療制度など、現在二割負担のものを、三割の負担で統一することです。第二に老人保健制度の対象者を現在の七〇歳以上から七五歳に引き上げること、そして高齢者の窓口での負担は、これまでの定額だったり、負担上限の設けられていた負担を一割で徹底します。また被用者保険の保険料を引き上げます。「自己負担限度額」も引き上げられます。

さらに診療報酬については、当面、包括払いの拡大、大病院等の診療報酬の見直し、公私医療機関の機能分担などをすすめるとしています。二〇〇二年度の診療報酬改定で史上はじめて二・七％の引き下げをおこなうことも決めました。薬価基準も同様です。

また、特定療養費制度を活用することなどにより、「公的医療保険の守備範囲を見直す」としていることも重要です。

医療保険は七割の給付で統一

健保本人などの三割負担は、「必要なときに七割給付で保険間の統一を図る」としています。「必要なとき」というのがいつになるかが当面の焦点になっていますが、一月一八日の記者会見で小泉首相は、二〇〇三年四月一日から実施を強調しました。

そもそも、三割という負担は、医療保険のあり方を大きく変えるものです。健康保険制度が生まれたのは、昭和二年（一九二七年）でした。一部の労働者本人が対象でしたが、給付は一〇割でした。一九八四年の健康保険改悪まで原則一〇割給付が行われていました。ただし、太平洋戦争がはじまった後の一九四三年から終戦まで二割負担とされたことがあります。戦争によって給付が後退したわけですが、それでも二割にとどめていたのです。これはこれ以上負担を増やすと公的保険の意味を失うことがわかっていたからです。まさに三割の負担割合というのは、医療保険制度の名に値しないものなのです。

「大綱」が「七割給付で保険者間の統一を図る」としている点も大問題です。これは国民健康保険並の給付で統一するということです。国民健康保険は、今でも世帯主も含めて七割しか給付されていません。しかも、健康保険にはある「傷病手当金」や「休業補償金」といった給付はないのです。

国民健康保険は、九七年末の法「改正」により、保険証取り上げの罰則が強化され、二〇〇一年度より資格証明書の発行が全国的に急増しています。資格証明書は、窓口で、治療費の全額を請求されるなど、国民の医療を受ける権利を奪う制裁措置（罰則）です。また、介護保険制度では、医療保険制度が立て前とする「応能負担」の原則を、「応益負担」原則に切り替えました。これは介護保険の保険料や利用料を払えないものには介護サービスを行わないというものです。お金がなければサービスが受けられないというのが「応益負担」なのです。国保の制裁措置は、まさにこの「応益負担」原則への切り替えであり、今回の「医療保険給付の七割統一」は、こうした方向に道を開く「改定」なのです。将来の給付内容の切り下げも含まれる表現である点に注意を要します。

また、「七割での統一」には、大企業にとって都合のいい雇用の流動化につながるねらいもあります。

こうした患者の負担増に加え、政管健保の保険料は、その保険料率を引き上げるとともに二〇〇三年度より総報酬制が導入されます。毎月の保険料と同じ率の保険料をボーナスからも差し引かれることになるのです。この総報酬制は厚生年金での実施と歩調あわせたものです。

政府管掌保険の平均的な所得、月収二九万円、ボーナスで五五万円の人で一万八〇〇〇円の引き上げになります。TBSの報道によれば、月四〇万円、ボーナス一二〇万円の年収六〇〇万円の人で、現在二〇万七六〇〇円の保険料が二四万六〇〇〇円に、三万八四〇〇円もあがるとしています。

高額療養費制度（自己負担上限）の改悪

高額療養費限度額の（自己負担上限額）引き上げも行われます。表にみるとおりの引き上げです（表⑤）。低所得者は据え置くものの、一般で六万三六〇〇円＋一％が七万二三〇〇円＋一％に、一定以上の所得者で一二万一八〇〇円＋一％が、一三万九八〇〇円＋一％と一万八〇〇〇円も上がるのです。

高額療養費制度は、一年前の改定で抜本的な改悪が行われたばかりです。「＋一％」となっているのは、一年前の改悪で導入されました。がんや心臓病、脳卒中などの重病になったときの医療費の負担の上限をなくして青天井の負担を求めるものでした。現役世代に過酷な負担増を強いるものです。

表⑤　一般医療の対象者の自己負担上限(月額)の引き上げ

	区　分	現　行	変更後	
現在70歳未満の人	一定以上の所得者 ＊月収56万円以上	12万1800円 ＋(総医療費－60万9000円)×１％	13万9800円 ＋(総医療費－69万9000円)×１％ (７万7700円)	※
	一般	６万3600円 ＋(総医療費－31万8000円)×１％	７万2300円 ＋(総医療費－36万1500円)×１％ (４万200円)	※
	低所得者 ＊住民税非課税	３万5400円	据え置き	

※現状と同様、医療を受けた１人が同月・同医療機関に入院・外来通院した場合。
世帯では３万円以上(低所得では２万1000円)を合算して、上回った額を償還払いする。
※(　)は過去12カ月の間に高額医療費の支給が３回を越え、４回目からの負担額。
※69万円9000円および36万1500円は現行と同基準で算出したが、厚生労働省では未定とのこと。

また、「一定以上の所得者」という高額所得者の概念を新たに導入したのも一年前の改悪でした。標準報酬月額で五六万円、自営業者で年収七〇〇万円というラインですが、労働者でも五〇代を越えるとこの基準に達する人は多いのではないでしょうか。これらの人の一カ月の医療費支払いの上限が一気に倍にされたのです。当時、「今後、この基準が、他の諸制度にも導入される危険性があります」と指摘しましたが、次節で述べる高齢者医療にもさっそく導入されています。

この改悪について政府は、医療を受ける人と受けない人の負担の公平、コスト意識の喚起などと説明していますが、心ならずも重病となり、働くこともままならなくなった患者に「コスト意識を持て」というのもひどい話です。

二〇〇〇年にこうした改悪案が国会で審議されている最中、新聞に以下のような投稿が載っていました。的を射た批判なので、全文紹介します。

病院に勤務する医師の一人として「病人によい制度を」と考えたとき、国会で審議中の健康保険法などの改正案によって、現行医療制度で最大の利点の一つと考えられる制度が失われていく可能性に危機感を覚える。

それは高額療養費制度で、支払いが一定の金額で抑えられ、日本の医療保障システムのすぐれた面のひとつだ。

改正案は、その一定額を超えた医療費のうち一％を病人の新たな負担として追加しようとしている。大きな負担ではないように考えられるが、定率制が導入されれば、今後比率の見直しはありえる。

重い病気では、手術代が高額になるからと、半額にする選択肢はない。病気は予測のできない災難であり、経済的な困難に直面する、この悲運を少しでも回避するのが、健康保険の本来の姿である。

昨今の医療保険制度改革の議論を知れば知るほど、危機感を強くする。厚生省が病人の立場に立たなければ、安易な医療財政の安定化に傾き、国民が制度の内容を知らないまま、社会に大きなブラックボックスが拡大していく。

今後、定率の幅が増大され、またひとつ日本が誇るべき保障制度が失われないように、国民は監視を続けなければならない。また、医療従事者は病人の代弁者として、これを怠るべきではない。

宇都宮市　医師　中澤堅次（六〇）二〇〇〇年一一月三〇日（朝日新聞）

高齢者は七五歳以上

つぎに、老人保健制度はその対象年齢を七〇歳から七五歳に先送りします。厚生労働省は国民的な討議も合意もないまま、「高齢者」の定義をかってに「七五歳以上」にしてしまったのです。高齢者社会のなかで、七五歳未満のものは、社会保障を支える側、つまり「共助」の負担をおこなう側と規定したのです。将来、年金給付も七五歳以上とされる可能性もあります。

現在の老人保健の対象者のうち七五歳未満のものは四割を占めます。この四割がはずされ、七五歳以上の人だけとなる老人保健には国庫負担を半分に引き上げるとしていますから、老人保健拠出金を通じた企業負担は大幅に軽減されることになります。

つぎに一割負担の徹底という問題です。

医療保険を「七割給付で統一」するために、当初七五歳までも「三割負担」が言われていましたが、負担割合は「二割」のままとされました。「三割」にされなかったことや現在七〇歳以上の人は一割を維持するなどの緩和措置は、この間の運動の反映です。しかし、一割でも月額上限制（三〇〇〇円／五〇〇〇円）や診療所での一回八〇〇円の定額制が廃止されるので、高齢者にとって大変な負担増となります（表⑥）。

高齢者に医療機関の窓口で負担を強要するようになったのは、一九八三年の二月一日からです。「病院が高齢者のサロンになっている」などの宣伝をして、窓口での負担を実施しました。医療費を抑えるためには、高齢者を病院から遠ざける、そのためには負担でもって脅す。これが一貫して旧厚生省がとってきた方針でした。導入時は定額（外来は月一回四〇〇円、入院は一日三〇〇

表⑥　上限が大幅に引き上げられる高齢者の自己負担

		外来	入院
70歳以上の高齢者	一般	3000円（大病院5000円）	3万7200円
	低所得者　住民税非課税		2万4600円
	低所得者　老福年金受給者		1万5000円

区　分	外　来	入　院
一定以上の所得者【定率２割負担】※夫婦２人世帯の場合で年収（年金含む）が約630万円以上	4万200円	7万2300円＋（総医療費－351,00）×１％（4万200円）
一般 ※夫婦２人世帯の場合で年収入（年金含む）が約260万円以上～630万円未満	1万2000円	4万200円
低所得者　住民税非課税　II ※夫婦２人世帯の場合で年収入（年金含む）が約130万円以上～260万円未満	8000円	2万4600円
低所得者　住民税非課税　I ※夫婦２人世帯の場合で年収入（年金含む）が約130万円未満		1万5000円

※外来の場合、１カ月間にかかった複数の医療機関での自己負担の合計が基準額を上回った額を患者の申請により市町村が償還払いをする。
※入院については、高齢者（世帯）分を合算して、上回った額を償還払いする（１カ月同医療機関、３万円以上分という従来の制限はなくなる）。
※（　）は過去12カ月の間に高額医療費の支給が３回を越え４回目からの負担額。

円）でしたが、旧厚生省は再三にわたり定率負担（今回のような一割負担）への切りかえをねらっていました。しかし、国民の反対の前に、定率制は二〇〇〇年一月まで実施できず、定額の金額を繰り返し増やしてきたのです。そして、二〇〇〇年の一月に一割負担を導入。このときは「大幅な負担増にならないように限度額を設けるなどきめ細かな配慮をしている」などとしていましたが、その舌先も乾かぬうちに上限をはずそうとしているのが今回の改悪です。

定率の負担の一番の問題は、「今日の治療費がいくらかかるかわからない」という不安を高齢者に与えることです。「今日は検査すると先生にいわれたけど、五〇〇〇円持っていけば大丈夫かしら」など、財布と相談しての受診は、高齢者を病院や診療所から遠ざけることになります。

ここでも「コスト意識の喚起」などと厚生労働省は言っていますが、この負担増は、高齢患者を病院から遠ざけ、医療費を抑制することが目的です。厚生労働省自身が、二〇〇一年（前回）の定率負担の導入で受診抑制が起こり、その抑制額が九九〇億円にものぼると算定していました。

一割の定率負担がどれほど過酷なのかを実証しているのが介護保険です。介護保険がはじまってから、以前よりも介護サービスを低下させた人は一七・七％にも上ることが厚生労働省の調査でも明らかになっています。一割の負担がサービスの利用を抑制しているのです。

しかも、前節で紹介した「一定以上の所得者」という概念が使われています。夫婦で年金など年間所得が六三〇万円を超える人には二割の負担が求められます。この層は一二％を占めます。年金などの多寡によって、窓口での支払いが左右されるのです。

さらに、負担上限額を超える分は「償還払い」ですので、かかった医療費の一割、二割分をいったん全額支払わなければなりません。低所得者でもいったんは一割分全額を払うことになります。持ち合わせがなければ医療機関に行くなというところでしょうか。

負担増の具体例

具体的にどのような負担増になるかを見ておきます。以下の実例は、民医連の病院・診療所や保団連の開業医さんが試算してくれたものからピックアップしました。同じ病名でも検査やクスリの内容で金額に変化があります。

●サラリーマン本人と家族の入院の場合

窓口負担が二割から三割に引き上げられると、負担は単純に一・五倍になります。入院や、病気の重い人ほど負担額は大きなものになります。一般的な物価や公共料金でこんな増え方をするものはないのではないでしょうか。

＊肝障害・十二指腸潰瘍で月一回通院
現行　四二四〇円　→　改定後　六三七〇円（一・五倍）

＊腹痛（急性胃炎など）で一回通院
現行　一九二〇円　→　改定後　二八八〇円（一・五倍）

＊虫歯の治療で月二回通院
現行　一八六〇円　→　改定後　二七九〇円（一・五倍）

＊ポリープ切除で二日間入院
現行　二万四六〇〇円　→　改定後　三万六九〇〇円（一・五倍）

＊盲腸で一週間入院
現行　五万一九〇〇円　→　改定後　七万五九〇〇円（一・五倍）

●七〇歳以上で一定以上の所得がある人の場合（二割負担）

一回の受診の負担が倍になるのに加え、定額制の廃止と負担上限の引き上げが大変な負担増をもたらします。重傷の在宅患者の場合、負担が一〇倍以上になることもあります。

＊変形性腰椎症などで月一四回通院
現行　三二〇〇円　→改定後一万三三二〇円（四・二倍）

＊慢性呼吸器不全で月二回往診、在宅酸素療法を実施
現行　一六〇〇円　→改定後二万二七二〇円（一四・二倍）

＊肺炎で病院に一〇日間入院
現行　一万九〇一〇円→改定後三万八〇二〇円（二倍）

●七〇歳以上（一割負担の徹底）

定額制の廃止と負担上限の引き上げが大変な負担増をもたらします。重傷の在宅患者が大変な負担になるのは、一割負担でも同じです。

＊高血圧・胃潰瘍などで月三回診療所に通院
現行　二四〇〇円　→改定後四四四〇円（一・九倍）

＊慢性胃炎と高血圧症で月三回通院
現行　二四〇〇円　→改定後五一三〇円（二・一倍）

＊糖尿病、高脂血症で月一回通院

現行　八〇〇円　↓　改定後四六四〇円（五・八倍）
＊慢性呼吸器不全で月二回往診、在宅酸素療法を実施
現行　一六〇〇円　↓　改定後一万一三六〇円（七・一倍）
＊慢性気管支炎で月三回往診、在宅酸素療法を実施
現行　二四〇〇円　↓　改定後一万四三一〇円（六倍）

在宅の患者さんは本当に大変です。

2「医療機関への痛み」——結局は患者へのしわ寄せ

今回の「改定」案は、こうした負担増にとどまらないもう一つの重大な問題があります。それは、医療保険が利く医療の範囲を大幅に縮めてしまうことです。

厚生労働省は、健保本人三割や高齢者の年齢引き上げでは一〇〇〇億円ぐらいしか削減できないと試算しています。残る一八〇〇億円は病院への「痛み」で削減しようと計画しています。しかし、病院への痛みとは、結局患者の痛みに回ってくるのです。

「大綱」では、医療提供体制の改革について、「情報の開示にもとづく患者の選択を尊重」するとして、医療のＩＴ化の促進、広告規制の緩和、ＥＢＭ（根拠にもとづく医療）推進のためのガイドラインづくり、さらには「医療機関の経営の近代化・効率化のための方策についての検討を

行い必要な措置を講ずる」としています。また、医療法人の理事長要件について、年度内に緩和するとしています。そして、診療報酬については、当面、包括払いの拡大、大病院等の診療報酬の見直し、公私医療機関の機能分担などをすすめるとしています。一四年度の診療報酬改定で引き下げをおこなうとしました。また、特定療養費制度を活用すること等により、「公的医療保健の守備範囲を見直す」ともいっています。

また、小泉首相は、「保険者（国民）、患者の負担を増やす、医療機関にも泣いてもらう。だから『三方一両損』だ」などと、耳障りのよいことばで正当化しました。果たしてどのような中身でしょうか。

診療報酬の引き下げ（四月実施）

病院や診療所への医療保険からの支払い金額を定めた「診療報酬」を改定して、支払いを減らそうというのが、「診療報酬の引き下げ」です。

〇二年四月に行われる改定は、医療機関への支払い分でマイナス一・三％、クスリの支払い分でマイナス一・四％、合計マイナス二・七％の改定をおこなうとしています。

単純な試算では、入院設備のある有床診療所で三〇〇数十万円、三五〇床の大きな病院では年間一億円を超える収入減になります。診療所にとっては職員一人分、大病院では二〇人以上の人件費にあたるマイナスです。

今回の診療報酬の引き下げが、病院・診療所の経営にいかに大きな影響を与えるかは、巻末資料の全日本民医連理事会声明を参照してください。

これだけ大幅な収入減は、多くの病院を経営的な危機に陥れる可能性があります。また職員の給与削減やリストラなどをすすめるところも現れるのではないでしょうか。

薬価の改定でも、私たちが望む大手製薬企業のボロもうけにはメスを入れず、大手製薬企業のみが開発できる「画期的なクスリ」「極めて効果のあるクスリ」などが大きなもうけをあげられるしくみを創るなど、大手製薬企業にシフトした改定になっています。

保険証一枚では病院にかかれない

さらに問題なのは、医療保険が利かない医療が増やされるという問題です。つまり自費で払わなければならない部分が増やされるのです。

これまでも「特定療養費制度」として、入院するときの差額ベッド代や歯医者での自費診療などが入院や歯科診療を「高い」ものにしてきました。こうしたものが増やされるのです。

まず、「高齢者等の長期入院にかかわる見直し」として、「六カ月以上の入院基本料の特定療養費化」をおこなうとしています。「特定療養費化」とは、保険の支払いからはずすということです。六カ月を過ぎて入院している人には、入院しているベッドなどにかかわる費用を自分で負担してもらうということなのです。厚生労働省は、これによる負担額は月に五万円から一〇万円になるとしています。

その他、いまでも大変な差額ベッド代や二〇〇床以上の病院での再診料、予約診療、セカンドオピニオン等々にも拡大するとしています。

差額ベッドは、いままで病院全体のベッド数の半分までしか取ってはいけないとか、五床以上の病室では取ってはいけないなどの規制がかけられていました。これが七割まで取っていいよということになるのです。

東大病院には、〇一年暮れに一部屋一日二六万円なる部屋が登場しています。ここまでは高くなくても、大学病院などでは個室は五～六万円、都立病院でも個室は一万二〇〇〇円の差額料金になっています。二人部屋で一万円～三万円、四人部屋でも少なくない差額料金を請求されます。

セカンドオピニオンにも拡大する、というのも問題です。ある先生に診てもらってガンだといわれた、心配だから他の先生にも診察してもらう、この場合の二番目の先生がセカンドオピニオンです。安心や、正確さを期すために、広く利用されるようになってきています。今度の改定では、このセカンドオピニオンの受診を、保険からはずして自費の診療にしようと計画しているのです（最終案では、はずされました）。

医療機関別の包括評価

治療内容を制限あるいは萎縮させることで医療費を抑え込もうとしています。医療機関への医療費の支払い方式の見直しです。

現在の「出来高払い方式」を極端に縮小しようとしています。「定額化、包括化を積極的に活用する」としています。現在は、治療した内容に応じて費用が保障されるしくみ（出来高払い制度）

が中心です。出来高払いがすべていいものではありませんが、この制度が、病気の早期発見を促し、重症化する前に治療が行われ、結果として長寿を支え、医療費を低く抑えてきました。これを治療内容に係わらず総額でいくら、という方式に切り替えようというものです。

医療保険で診察できる医療の内容を大幅に限定してしまう改悪です。病気の種類やそのときの状態で医療保険で使える金額に上限をもうけてしまうのです。たとえば、診療をした分だけ支払われる出来高払いの部分を小さくして、たとえば「カゼならどんな診療をしても〇〇円」というふうに支払い額を固定（定額化）し、検査や投薬などもふくめて「まるめ」てしまうのです。あるいは、高血圧という病名がついていると、この患者さんの治療費は一カ月一万円(仮の金額)ですとなります。医師が、この一万円を超える治療（たとえば検査の追加）をしたいと考えるとその治療費は全部医師の持ち出しになります。設定された額を超える治療を行えば、その分は医療機関側の持ち出しとなるのです。

この方式では、必要な治療を止めたり、治療費のかかりそうな患者を断ったり、といった事態が予想されます。徹底した医療の萎縮、自粛になります。

つぎに、「医療機関別の包括評価」を導入するとしています。大学病院から実験的に導入するそうです。

厚生労働省の説明によると、第一段階として、〇〇大学病院に入院した場合は、入院することになった病気にかかわらず「一日いくら」という一日定額制を実施するとしています。第二段階では、「〇〇大学病院に胃ガンで入院する場合は一日いくら」という定額の負担になります。これがうまくいったら、「○○大学病院の胃ガンの入院はいくら」とするというのです。これは、疾患別包括払い方式、すでにアメリカで実施されている「ＤＲＧ／ＰＰＳ」という支払い方式の導入なのです。

当然大学病院関係者から大きな反発が寄せられています。これに対して厚生労働省は、どんどん差額を取って結構です、と答えているようです。

また、診療報酬による経済的誘導で、療養型病床の介護保険への移行など高齢者医療を介護保険へ移行させることも検討されています。

「大綱」のその他の課題

「大綱」では、以上の改悪内容とともに、医療費総額の伸びを抑えこむとして、老人医療費について、伸び率抑制のための指針を定めるとしています。また、「できるだけ速やかに新たな高齢者医療制度を創設する」などともしています。

「老人医療費の伸び率管理制度」というのは、まず前年度の実績をもとに高齢者医療費総額の「目標設定」を行い、一年間の実績が目標値を超えたら、その翌年度の診療報酬改定で単価を切り下げるのです。目標値は「高齢者の伸び率×一人あたり国内総生産の伸び率」で設定することが検討されていました。これで計算すると、いまの不況では目標値が前年よりもマイナスになることもありえます。現在、治療費の請求（レセプト請求）には、一律に「一点一〇円」で支払いが行われています。この支払い額の操作（一点を九円にする等）で、総枠よりあふれた分を医療機関に支払わせようという方針なのです。この結果、高齢者医療費の比重の高い医療機関の支払いは低く抑えられることになります。これでは、高齢者への医療は程々にしておこうということになりかねません。これでは、患者サービスの向上どころか、高齢者を中心にサービスの大幅な低下を招くことになります。

病院ベッドの大幅な削減をすすめる医療法改悪

先ほど紹介した、高齢者の負担を引き上げた二〇〇一年一月に実施された改悪の時、同時に医療法の改悪もおこなわれています。これは、今回の改革と関連して病院のあり方を大きく左右する改悪でした。ここでその内容をみておくことにします。

この医療法の改悪は、一九八五年の改悪から四回目のものでした。四回の改悪とも、その一番の大きなねらいは一般の入院ベッドを減らすことでした。

今回の内容は、入院ベッドを急性期の「一般病床」と、慢性期の「療養病床」に区分するというものです。こうした区分ははじめてです。病院は、「一般病床」でないと手術とか急性期の治療ができなくなります。

この「一般」と「療養」の区分の上に看護婦の配置基準が設定されています。看護職員一人あたりの患者数が三人未満、つまり一対三以上の看護婦がいる病院・病床が一般病床。療養病院・病床は看護婦一対患者六となっています。この基準によって、一対三を満たせない病院は、急性期をあつかう病院になれないことになりました。

改悪前の医療法の基準は、精神科などをのぞくいわゆる一般病院と呼ばれるところの看護婦さんの配置基準は一律に一対四でした。この点から考えれば一対三になることは、看護婦が増えて前進のはずです（医療現場の実情を考えれば一対三でも足りないというのが実態ですが）。

しかし、厚生労働省のねらいは、看護体制を強化することではなく、一対三を満たせない病院を療養病床におとしてしまうというところにあるのです。つまり一般病床を減らして、医療費を減らそうという計画なのです。

この区分を受けて、一つのベッドあたりの床面積（ベッド占有面積）によってさらにベッドを減らすしくみや、医師や看護婦の足らない病院を容赦なく取りつぶす、あるいは人員に合わせてベッドを減らさせる、大病院の外来を患者がかかりにくいものにすることなどが計画されています。

これによって地域の急性期医療を支える一般病床の機械的な削減がすすんでいくことになります。入院率が全国平均よりも上回る地域は、地域の実情にかかわりなく急激なベッド削減がすすむことになり、急性期の治療や手術ができる病院がなくなる危険があります。

全日本病院協会の調査では、現在の一般病床の二割が「一対三」に対応できないとしています。これらの病院は療養病院への転換を迫られることになります。また、改悪案を検討してきた医療審議会では、「二〇〇〇近い病院がつぶれるだろう」との意見も出されていました。

改悪によって多くの一般病院ベッドが消え、地域医療や救急医療に大きな困難が生まれることが予想されています。

病院の区分けは診療報酬ですでにはじまっている

すでに二〇〇〇年の四月から大きな病院では初診でかかると保険以外の負担を取られたり、わざわざ近場の診療所を紹介されたりといったことが起こっています。これは、厚生労働省が病院への支払い方式（診療報酬）を改悪し、外来患者が多い大きな病院（二〇〇床以上の病院）は収入が少なくなるしくみをつくったからです。診療報酬によって、〇一年の医療法改悪の先取りがはじまっていました。

看護基準の引き上げは当然必要なことです。しかし、そのねらいがベッド減らしでは、住む地域によって受けられる医療が異なるという、法の下の平等すらも守られません。

さらにこの医療法改悪で医師の卒業後の臨床研修が「義務化」されました。安心して治療を任せられる医師として、きちんとした技術を身につけてほしいというのは国民の願いです。しかし、今回の義務化には研修中の給与保証やその指導医の保証、国民が求める診療能力を育てるための教育条件整備の問題など、具体的なことが何ら明らかになっていないのです。ここにも「義務化」の押しつけで医師の数を減らし医療費を抑制しようという厚生労働省のねらいが見え隠れします。

以上のような改悪によって、病院は生き残りをかけた激しい競争に追いやられ、患者はお金のあるなしで受けられる医療が左右されます。これが「医療構造改革」の正体です。

「医療改革」が実施されれば、今でも進行している病気の早期発見や早期治療の遅れをいっそう深刻なものとし、国民の健康破壊を加速することになるのではないでしょうか。また、大幅な負担増は現在の消費不況をいっそう深刻なものとする可能性も大きいと考えられます。

3　医療改悪案の経過

ここで、今回の改革案に至った経過を少し振り返り、問題点をおさらいしておきます。
今回の改悪につながる経過は以下の通りです。

九七年八月七日　「二一世紀の医療保険制度――医療保険及び医療供給体制の抜本的改革の方向」＝旧厚生省の案です。

九七年八月二九日　「二一世紀の国民医療――良質な医療と皆保険制度確保への指針」＝当時の自民党を中心とする政府・与党協議会の「医療改革案」です。

〇一年一月　高齢者の窓口負担一割（ただし上限付き）がスタートします。医療法の第四次改悪

〇一年六月二六日　「構造改革に関する基本方針」（骨太の方針）を閣議決定します。

九月二五日　厚生労働省が「医療制度改革試案」を発表しました。

一〇月　五日　財務省主計局の「医療制度改革の論点」が発表されます。

一一月二九日　政府・与党の「医療制度改革大綱」がまとめられます。

九七年の旧厚生省と政府与党の案

九七年の八月七日に旧厚生省が最初の原案を出しました。この日、新聞はいっせいに一面トップでこの旧厚生省の改革案を報道しました。この時の見出しは「窓口三割負担／大病院で五割負担／大幅負担増」でした。さすがに新聞各社も「大変な負担増だぞ」というふうに書きたてました。大病院の外来は五割の負担にするという内容です。この時の大病院というのも「三〇〇床以上の病院」と報道されていました。大病院に行ったら治療費の半分の負担が必要になる大改悪案の発表でした。

そのあと政府与党が、この旧厚生省の案をたたき台にして政府与党案というのをまとめました。それがまとまったのが八月二九日です。この与党案を紹介した新聞の見出しは、「三割負担、五割負担は先送り」というものでした。しかし、先に紹介した、高齢者の定率負担化の方向や病院への締め付け方針は、この与党案に盛り込まれています。旧厚生省案の「三割、五割負担」だけははずして、それ以外のことはほとんど採り入れました。

二〇〇一年実施の医療改悪の内容とねらい

二〇〇〇年末に改悪され、〇一年から実施された内容についておさらいしておきましょう（表⑦）。

二〇〇〇年末までの七〇歳以上の医療費の支払いは、外来では一回五三〇円（月四回まで）、入院は一日一二〇〇円でした。

表⑦　2001年度実施の医療費負担の主な内容

	2000年	改悪後　2001円１月より			
外来		大病院（200床以上）	中小病院（200床以上）	診療所	
支払方法				診療所が選択	
	1回あたり530円	定率１割	定率１割	定率１割	1回あたり800円
上限	月2,120円	5,000円	3,000円	3,000円	3,200円

	2000年	改悪後　2001円１月より
入院	1回あたり1,200円（低所得者に低減措置）	定率１割、月額上限37,200円（低所得者は24,600円）

二〇〇一年の年明けから、これが一割の定率負担に切り換えられました。しかも表のように、診療所では一回八〇〇円の定額の負担をするところもあったり、病院でも二〇〇床以上か二〇〇床未満かで、月の上限が五〇〇〇円と三〇〇〇円の違いがあったりして、とても複雑です。二〇〇床以上の負担限度額が大きくなっているのは、高齢者に大きな病院にかかるなといっているようなものです。

厚生労働省や政府は、二〇〇一年の改悪は「抜本改革の第一歩」だといっていました。政府のいう医療抜本改革とは、介護保険と同様に、扶養されている高齢者一人ひとりにまで医療保険料の負担を求めるだけでなく、これ以上医療保険に国や企業が負担しないで済むしくみをつくることです。そのためには、現役世代の自己負担三割や大病院の外来は五割負担という負担は、導入しておきたい課題だったのです。

医療保険からの支出を減らしたい大きな動機に「拠出金問題」というのがあります。

医療費のなかでも高齢者医療費の財源は、健康保険や国民健康保険からの拠出金でまかなわれています。この拠出金というしくみは、八三年に創設された老健法によって導入されたものです。それまで国が負担していた高齢者の医療費を現役の労働者に押しつけるしくみです。現役の労働者が支払った医療保険料から健保組合などをつうじて負担させているのです。これは「財政調整」の名による負担の押しつけです。同時に保険料を通じた事業主の負担もあります。そして、この負担が、健保財政の五〇％を占めるような現実があり、健保組合から悲鳴があがっています。リストラや合理化などで保険料を払う労働者が減らされていることも健保組合の財政困難に拍車をかけています。一八〇〇ある健保組合のうち三四〇組合が解散を予定しているともいわれています。

財政が困難ななかで、なぜ五〇％も越えて、多額の拠出をしなければいけないのか、保険料を出している労働者の健康も守れないではないか。大企業の社会保障負担も減らせない。これが高齢者医療費を抑制し、拠出金の伸びを抑えよう、できれば拠出金という制度をやめようとする理由です。

その時に、それでは高齢者自身の医療費はどうやって財源を確保するのか、ということが問題になります。

高齢者の負担を増やして、医療を受けさせないという作戦だけでは、もうすまない、抜本的な改革で、国民自身の懐からはどんどんお金が出ても、国や企業からはお金が出ないしくみを創ろう、これがねらいだったのです。

「構造改革に関する基本方針」六月二六日閣議決定

この小泉首相のとなえる「構造改革」の内容を政府の方針としたのが、「構造改革に関する基本方針」（骨太の方針、以下「骨太方針」）です。六月二一日に小泉首相が議長を務める「経済財政諮問会議」が決定、六月二六日には閣議決定されました。

「骨太方針」の基本は、市場と競争の原理を社会のすみずみまで浸透させ、効率性の低い部門を淘汰（破壊）するというものです。政府自身の公的責任は限りなく後退させる、これが小泉政権のすすめる「構造改革」の基本方針です。「構造改革」とは、競争原理をあらゆる場面に導入し、「強きを助け、弱気をくじく」弱肉強食の改革であり、国民への痛みの押しつけに他なりません。

「骨太の方針」では、医療の分野について、「医療サービス効率化プログラム」として七項目にわたり詳細に「改革」のすすめ方を提示しています。

1　医療サービスの標準化と診療報酬体系の見直し
2　患者本位の医療サービスの実現
3　医療供給（提供）体制の見直し
4　医療機関経営の近代化・効率化
5　消費者（支払い者――患者・保険者）機能の強化
6　公民ミックスによる医療サービスの提供など公的医療保険の守備範囲の見直し
7　負担の適正化

簡単に説明すると、

1は、疾患別に医療費の定額化・包括化を行い、必要な医療でも決められた点数を超えた分は医療機関の持ち出しとなるしくみ。さらに診療報酬自体の減額も検討されている。まさに、二〇〇二年の改悪ですすめられようとしている内容です。——医療の質の低下が懸念される。

2は、インフォームドコンセントの推進などがいわれているが、この部分に関わる費用は医療機関の持ち出しとなる。——公的保障は考えられていない。

3は、一般病床を一〇〇万床から六〇ないし七〇万床へ削減。——急性期の病気をみれる病院が激減し、地域医療が成り立たない地域が出現する。二〇〇〇年の医療法の改悪で進行中です。

4は、現在法律で禁止している営利資本の医療への参入を狙っている。——労働者・企業・国が負担している医療保険の中から、営利資本があげた利潤を株主に配当することになり、国民皆保険制度の崩壊につながる。

5は、アメリカで実施されているマネージドケアの導入。医療機関を競争させ、診療報酬制度で決められた費用より安く保険者と契約させ、保険加入者には契約した医療機関以外は受診させないしくみ。——日本の国民皆保険制度の優れた特徴であるフリーアクセスが阻害される。アメリカでは医療費の抑制になっておらず、医療の質の低下が問題となっており、医師や住民の反対の声があがっている。

6は、医療保険で賄う範囲を縮小、自由診療分野を拡大。——健康保険料を払っていても、民間の保険に入っていなければ限られた医療しか受けられない。

7は、適正化という名目で国民負担増。——健保本人三割負担、老人医療対象年齢引き上げなど。

「骨太の方針」に示された七項目の中で、２と３は既に国会を通過し、施行されている第四次医療法で方向付けがされており、４の中の営利資本の参入を除けば、ほぼ「骨太の方針」の内容は厚生労働省案で貫徹されているとみてよいでしょう。

「骨太の方針」は冒頭で「グローバル化した時代における経済成長の源泉は、労働力人口ではなく『知識／智恵』である」として「創造的破壊」を通して、「効率性の低い部門から効率性や社会的ニーズの高い成長部門へとヒトと資本を移動する」「資源の移動は『市場』と『競争』を通じてすすんでいく」と明記しています。医療に『市場原理』と『競争原理』『効率性』を持ち込めば、アメリカの医療が示すように、お金のあるなしでいのちが差別され、フリーアクセスが阻害され、人減らしと合理化がすすむなかで、安心・安全の医療の提供が困難になり、医療の質の低下をもたらすことが必須となります。

「経済成長の源泉は、労働力人口ではなく」との切り出しは、日本の労働力をあてにしない、労働力への支出を最大限に削減するという、多国籍企業化した大企業の本音です。そのことは、社会支配の安定装置としての「社会保障制度」に、もはや意義を見いださないということの表明ではないでしょうか。社会保障制度解体の柱として医療改革を位置づけ、医療機関の淘汰、すなわち、ある程度の病院をつぶすことや、医療従者の賃金破壊にも大きな目的があるとみるべきです。このように理解すれば、「骨太の方針」が、従来から使ってきた「自立・自助」を「自助と自律」と改め、公的責任や企業の社会的責任にふれない社会保障構造改革の基本方向を打ち出している理由もうなずけます。また、「公的年金に頼るな」「本来は自分で備えるのが原則」（竹中平蔵著『みんなの経済学』二二七頁）などと言い切れるわけです。

財務省からの横やり

厚生労働省が九月二五日に発表した「試案」に対して、財務省主計局が異例の「医療制度改革の論点」を一〇月五日に発表しています。この内容は、その後の「大綱」には取り入れられませんでしたが、重要な問題を含んでいます。

まず、財務省の案では、「公的医療保険の守備範囲の見直し」が前面にかかげられています。保険の利く範囲を狭めろというものです。そのかわりに、「医療機関の費用徴収の自由度を拡大」するとして、「医師の指名料」「通常よりも高度な医療機器（ＭＲＩ等）」「終末期医療の提供」などがかかげられています。なかでも終末期医療の提供では、「個人の選択の尊重」などと称して、「終末期医療の在り方等について、個人の選択を尊重しつつ、あるべき医療の姿について国民的コンセンサスを形成すべきではないか。その際、保険制度の関わり方についても検討し、必要な給付のあり方について結論を得る」などとしているのです。つまり、終末期の医療について、保険で給付する内容を限定して、それ以上は自分が選択したのだから、自費負担にするというものです。死に方までお金のあるなしで決まることになります。

また、財務省案では、①負担は三割を原則とするとして、七〇歳以上七五歳未満の高齢者にも三割負担をさせる、②高齢者医療費の伸び率管理だけでなく、医療費全体に伸び率管理を導入し、診療報酬の引き下げをおこなう、③「特定療養費制度」「混合診療」をもっと拡大して保険でみる範囲をせばめ自己負担を増やす、④「保険免責制度」を導入して、外来でも入院でも一日あたりまず五〇〇円を負担させる制度にする、などが提案されています。財務省の論点は厚生労働省の「試案」よりさらに国民負担と医療機関の負担を強いるもので、まさに国庫負担減らし政策のオンパレードです。

「三方一両損」のまやかし

小泉首相は、これまでみてきたような改悪内容を「三方一両損」と表現しました。小泉首相がいう三方一両損とは、患者には窓口の負担を増やし、国民には保険料の負担を増やし、医療機関にはその収入を大幅に削るというものです。これは、国民に対して痛みを分かち合えといっているのにすぎません。しかも政府自身は、まったくその責任を果たさないばかりか、その支出を二八〇〇億円も削減しているのです。この間問題になった製薬企業の大もうけにもメスを入れていません。老人保健の拠出金の削減で、大企業の負担はいくらか軽くなるはずです。

そもそもの三方一両損の話は、江戸時代の大岡裁きの話で、三両のサイフを拾った人と、それを落とした人、どちらもこの三両は受け取れないと譲らず町奉行に裁きを求めたところ、大岡越前が懐から一両を出し、二人に二両ずつを分け与え、それぞれが三両もうかるはずだったところ、三人が一両ずつを損をした。これにて一件落着という話です。大岡越前が一両を出したところにこの話のポイントがあるのです。

小泉首相の三方一両損は、自らはまったく損をしないというところに大きな問題があります。高知県の橋本知事も、「国が一両出すならいざ知らず、健康なときには保険料を払い、病気になったら窓口で負担、これでは国民は合わせて二両の損ではないか」と語っています。

この三方一両損は、過去にも使われたことがあります。一九六六年に当時大問題になっていた三K赤字の一つ、健康保険財政の建て直しの審議の際に、当時の鈴木善幸厚生大臣が、事業主にも負担を増やしてもらう、患者の負担も増える、国も国庫負担を増やす、として使われたのです。耳障りのいいことばで、国民をごまかすやり方は許せません。

医療改革の問題点——まとめ

二〇〇二年の通常国会で審議される「医療改革案」は、まずなんといっても国民すべての階層に対する負担増です。合わせて大問題は、これまで公的医療保険を軸に築き上げられてきた日本の医療を「公私ミックス型」に変質させてしまうところにあります。

「医療改革」が実施されると、受診抑制による患者減と診療報酬の点数減少方針による減収のダブルパンチで、医療機関の収入はかなり落ち込むことになります。とりわけ沢山の職員をかかえる病院は大変で、収入が一〇%落ち込めば職員の給与を二〇%カットしなければ経営破綻に追い込まれるとも試算されています。とりわけ公的資金の援助のない民間の病院は、第四次医療法による医師・看護婦の人員規制・施設規制と今度の医療「改革」により、急性期を扱う一般病院として存続することはかなり難しくなります。公的病院も医療法、自治体の財政難、医療改悪のなかで療養型への転換、民間委託、縮小、廃止など様々な動きが考えられます。地域によっては急性期をみれる病院が近くになくなる状態も出現し、地域医療が崩壊する事態さえ起きかねないのです。

また、多くの病院が差額ベッドなどの保険以外の負担で経営を成り立たせようとするでしょう。医療保険だけでは安心して医療が受けられない事態になります。

その結果として、大喜びをするのは、民間の生保・損保の会社ではないでしょうか。

これまで述べてきたように、「小泉構造改革」の中心が「医療改革」になっています。

国保滞納による資格証明書発行問題、介護保険改善の取り組み、年金の課題など社会保障運動として取り組むべき課題は沢山ありますが、現時点での社会保障運動の中心課題は、「医療改革」に反対する運動を圧倒的多数の国民を巻き込んですすめることです。なぜなら第一にこの「医療改革」はすべての国民に影響をおよぼすものであること、第二に、お金のない人が医療を受けられない状況を拡大し、社会保障の根幹にかかわること、第三に、この「医療改革」がこのまま実施されれば、不況をより一層深刻化させ、日本経済にも重大な影響を与えること、そして第四に、以上をあわせ医療問題が第一級の政治課題になっているからです。

4　小泉「医療改革」を阻止するために

二〇〇二年二月一四日。バレンタインデーに、中央社保協、医療団体連絡会議、国民春闘共闘の三者は、共同で医療改悪に反対する「小泉医療改悪をつぶせ！　二・一四国民大集会」を開きました。会場となった埼玉県のさいたまスーパーアリーナには、広い会場を埋め尽くす一万五〇〇〇人が参加しました。「人が人として大切にされる社会にしよう」「いのちを守る巨大な共同を広げよう」と参加者は誓い合いました。

また、全国各地で集会が開かれ、運動は大きく広がっています。

日本医師会の執行部は「小泉構造改革」に対し、総論賛成・「医療改革」反対という矛盾する対応をしています。しかし、一人ひとりの開業医のところでは、この「医療改革」では国民のいのちと健康を守れないし、営業の継続も困難になると反対の声がうずまいています。こうした開業医に押されて取り組まれた「国民負担増反対の署名」には、二週間足らずで五〇〇万人もの署名が寄せられました。

歯科医師会も、同様に署名を取り組み、四〇〇万を集めています。

これに社保協として地域に広げている署名（三五〇万）を加えると、一二〇〇万を超える到達となっています。すでに日本の人口の一割近くが、改悪に反対の声をあげていることになります。九七年の健保改悪の時は、ほぼ一年をかけて一八〇〇万という署名の到達点でした。この当時に比べるとはるかに速いスピードで、医療改悪への怒りが広がっているのです。労働組合の連合も、負担増反対で一〇〇〇万署名をはじめています。

こうした国民の怒りの広がりに、政府与党内でも動揺が広がっています。自民党の厚生族を中心とする議員が、三割負担実施の時期をめぐって、二〇〇三年四月実施としたい小泉首相にはげしく抵抗したのです。マスコミは「小泉改革ｖｓ抵抗勢力」として、これを書き立てました。「改革」に抵抗する勢力として描くことで、医療改革をすすめないことが「悪」であるような描き方をしました。しかし、問題なのは、「改革」の中身です。その内容は詳しくみてきたとおりです。そして、マスコミが「抵抗勢力」とした自民党の厚生族議員も、問題にしているのは「実施の時期」だけで、その他の「改革」はもっと早くすすめろ、三割負担で国民が怒り出して、他の改革がすすまなくなるのがまずいという立場です。

ただし、族議員がこうしたポーズを取ったこと自体が、国民の反対の声の広がりを反映した結果でもあります。

マスコミのこうした報道の陰で、「医療改革」の本当の「激痛」を知らない人がたくさんいます。「財政が大変だから、がまんしなければ」という人もいます。

もっともっと多くの人々に、小泉医療改革の「激痛」を知らせていくことが大事だと思っています。また、「医療改革」を中心に、国保や介護の問題も含め、全ての地域（できれば小学校区単位）でシンポジウム・懇談会・学習会などを開いていきたいとも考えています。

また、冒頭でも紹介したように、国民全体の生活丸ごとのしんどさが進行しているなかで、地域から恒常的な「いのちと暮らしを守る共同」を広げていくことが大切だと思います。競争原理、市場原理で日本の社会を大企業だけが栄えて民滅ぶ「弱肉強食の社会」につくりかえる「構造改革」は、九九％の国民が反対するはずです。地域から人権の思想で根を張った共同を大きくしなければならないし、圧倒的多数の人々に参加いただけると確信しています。私たちがすすめている地域社保協が、その大きな一翼を担えるようがんばって運動をすすめていきます。
全国の大きな運動で「小泉医療改革」が葬り去られることを願います。
国民のいのちを削る医療大改悪は、国民がそれを許しません。

第二部　社会保障があぶない

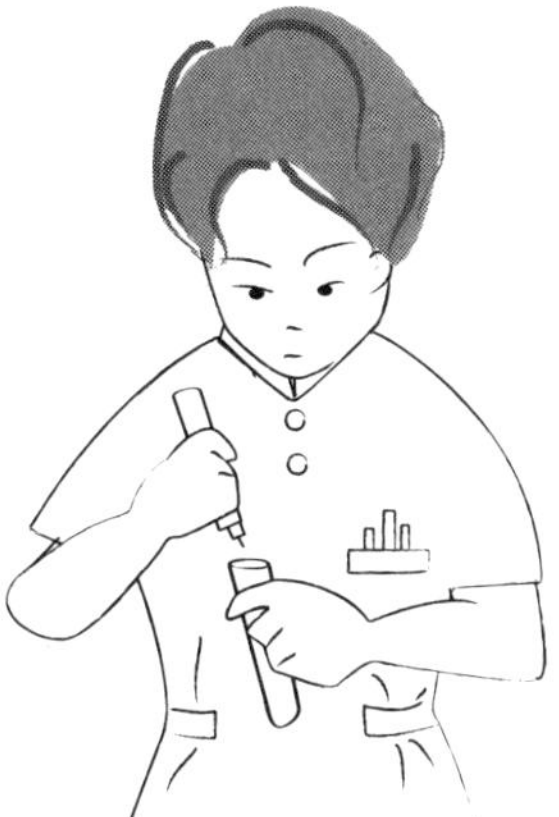

相野谷　安孝

1　私たちの生活と社会保障

社会保障と政治

社会保障をよくするのは本来、国の中心的仕事であり、政治の責任です。ところが、現在の自民党を中心とする政治は、社会保障への支出をどんどんけずってきました。その背景には、財界・大企業の動きと主張があります。

いま大企業は、多国籍企業として、世界をまたにかけて競争にうち勝ち最大限の利潤を追求しようとしています。そこから政治に対して、世界的な企業活動の安全・安定をバックアップするうしろ盾（軍事力の増強）と、競争に勝ち抜くために企業活動の邪魔になるいろいろな社会的規制をとりはらうことやコストダウンの応援を要求します。医療保険など社会保障にお金をかけるのは大企業にとっては「よけいな支出」であり、国民が自分の責任で対処すべきだという主張です（医療・介護費の負担増や消費税など）。しかも、医療や介護などをも、もうけの対象として、社会保障の分野にさまざまな形で営利企業が進出しています。

大企業から多額の献金で強力に支えられるいまの政治は、こうした財界の方針を忠実に実行しているのです。

政府は、国の財政が大変な赤字であるにもかかわらず、大銀行の不始末に七〇兆円の税金を使い、大企業・ゼネコンの応援にと、国と地方自治体あわせて五〇兆円もの大型公共事業をすすめています。公共事業のおもな中身は、不況などによって企業が進出をためらい「野生の動物が走りまわっているだけ」の草むらの工業団地、貨物船がほとんどはいらず「大型のつり堀」になっている港湾、利用客の見込めない空港など、おそるべきむだ使いです。

一方で、社会保障への支出はわずか二〇兆円です。社会保障と大型公共事業へのお金の使い方の比率は、欧米諸国と比べても正反対であり、ここに、国民の暮らしよりも大企業の利益を優先することを特徴とする、世界でも類のない「さかだち政治」と言われるゆえんがあります。さらに六六六兆円（二〇〇二年三月末・国民一人あたり五〇〇万円以上）にふくらんだ財政の借金は、このままの政治が続くならば、将来、消費税率の大幅な引き上げなどによって、国民に負担がおしつけられます。

こうした日本の現実は、社会保障の充実を求める人々の願いとはまったく逆の事態がすすんでいると言わざるをえません。人々のいのちと暮らしを守るはずの医療や介護の制度が、お金の心配をはじめ、むしろ人々を苦しめる方向にどんどん変えられてきていることを実感します。

その根本的な原因となる財界・大企業の利潤追求の姿勢や、経済効率を最優先する経済体制づくりを応援し、そのつけを国民にまわして、「いのちと暮らし」の困難、社会保障の後退をもたらすような政治の是非が問われなければなりません。

社会保障とは

社会保障は、人々が、病気やけが、災害、からだや心の障害、妊娠・出産・子育て、失業、老いなどで生活が困難に直面したときに、社会的な権利として、正常な生活が営めるように国や自治体などによって保障されるしくみのことです。

むかしは、病気・失業・貧困などの生活不安は、個人の責任であって、あくまで私的に解決されるべき問題とされていました(自己責任主義)。社会保障制度ができる前は、どこの国でもきわめて限られた極貧層にたいして、国の一方的恩恵として提供される「救貧法」でした。

資本主義が発展してくると、失業と貧困、病気やケガの多発、労働災害の発生なども広がってきました。賃金労働者は、自分自身の労働力を雇用主に売り、賃金を得て、それで生活しなければなりません。しかし、傷病、障害、高齢、失業などによって、自分の労働力を売る可能性を失った労働者は生きていくことができません。

最初、労働者は自分たちの賃金の一部を出し合って自分たちの生活を守ろうとしました。二〇世紀にはいると、資本主義は自由競争の時代から、大企業が市場を独占するようになりました。労働者の数が増えるとともに失業者も増え、劣悪な労働条件の下で病気や災害なども増え、働く人々の貧困化はいっそう深刻になりました。

こうして労働者は生きるために、賃金と労働条件、生活条件の改善を要求して、雇用主や国家の政策とたたかわざるをえず、激しい弾圧に抗して、労働運動が広がっていったのです。

労働者の長期的なたたかいにより貧困、失業、病気などは、個人の責任ではなく、基本的には社会あるいは資本主義制度によって生み出されるということが、社会的に確認されるようになりました。その中で、すべての人々は人間らしい生活を営む権利を持つという生存権思想が生まれ、発展してきました。その思想とともに、生存権を実現する一つの手段として病気、失業、貧困などの社会的事故を、国家・社会の責任で解決をはかるべきだとする社会保障の権利、制度が具体化されてきました。

二〇世紀は、戦争と殺戮(さつりく)の世紀とも総括されました。しかし、その一方で、「人権」という問題がきちっと全世界の人びとの中に根付いてきた世紀でもあります。また、二つの世界大戦をへて平和や民主主義が花開いたのも二〇世紀です。

「人権」の確立は、大変重要な意義を持っています。一人ひとりが生きていくということが大切なのだということが確認されてきたのです。

日本国憲法は第二五条で、基本的人権としての生存権（健康で文化的な最低限度の生活を営む権利）を明らかにし、社会保障を充実させることが国の義務だということを宣言しています。

日本国憲法は人権をどういうふうに守っていくのかということを、くりかえし述べています。その点では世界の他の国の憲法に比べても、本当に輝きをもっている法律が日本の憲法です。男女の平等を定めた第二四条、住む権利、交通権等々、人権に関わる条文が本当にずらりと細かく提起されているのがこの憲法なのです。

憲法の九七条は、「この憲法が日本国民に保障する基本的人権は人類の多年にわたる自由獲得の努力の成果であって、これらの権利は過去幾多の試練にたえ、現在及び将来の国民にたいし侵すことのできない永久の権利として信託されたものである」という条文です。ここでいわれている人類の多年にわたる自由獲得の努力というのは単に国内だけのことをさしていません。世界的な

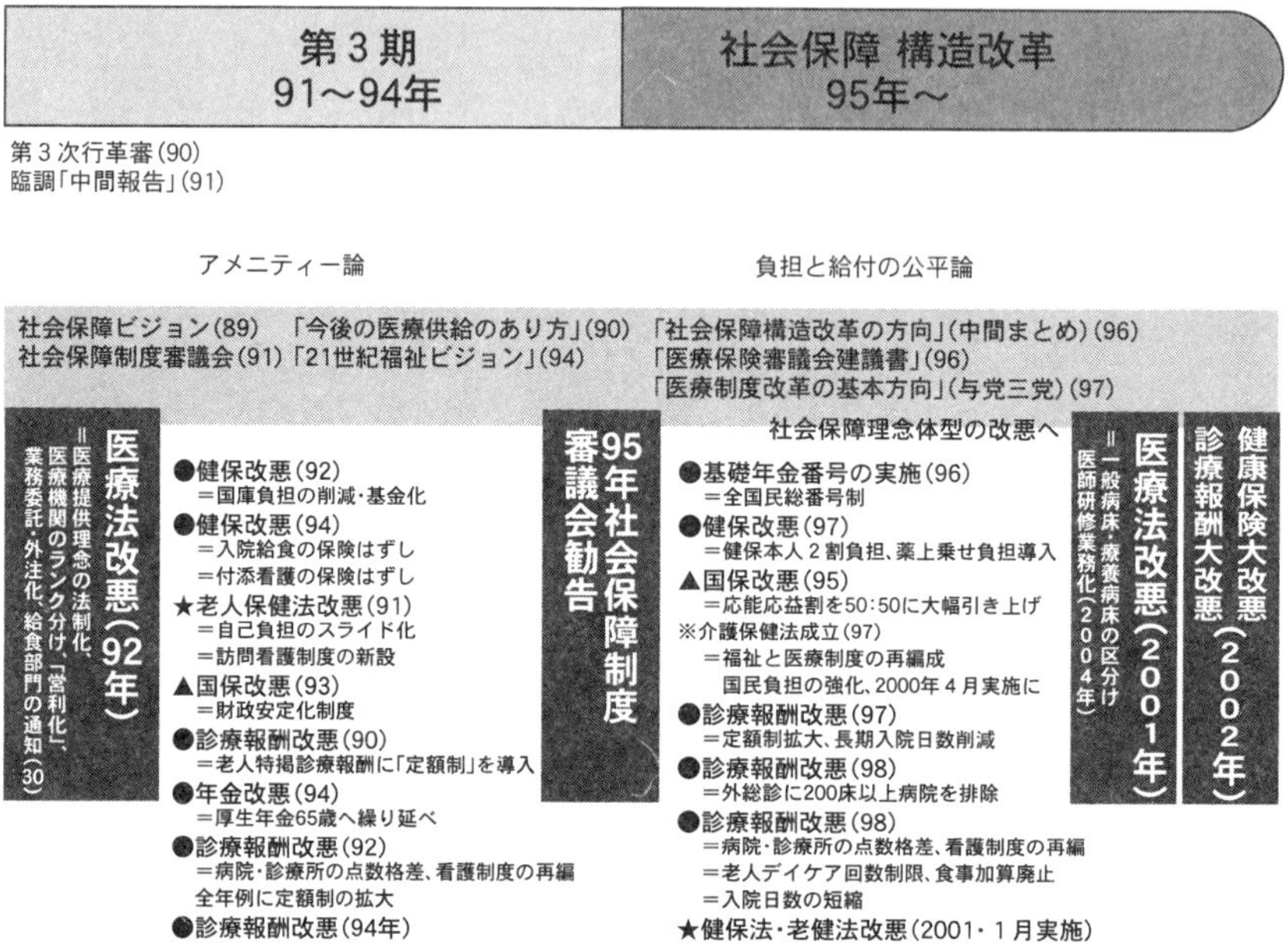

人権を保障するための社会保障運動や労働組合運動などの結果として、この二〇世紀に人権が確立されてきたのだ。それをこの五〇年前の憲法はきちっと条文の中にうたいあげて、しかもそれが「侵すことのできない永久の権利」だということをきちっと世界に宣言をしている、これはひじょうに重要な私たちが誇りにすべき条文だというふうに思います。

大事なことは、この権利が世界の人々の長年にわたるねばり強い運動によって、社会的に確立され、制度としても充実・発展させられてきたということです。

2　社会保障が人間らしく生きていく保障でなくなる

表⑧　医療保険制度改悪への道

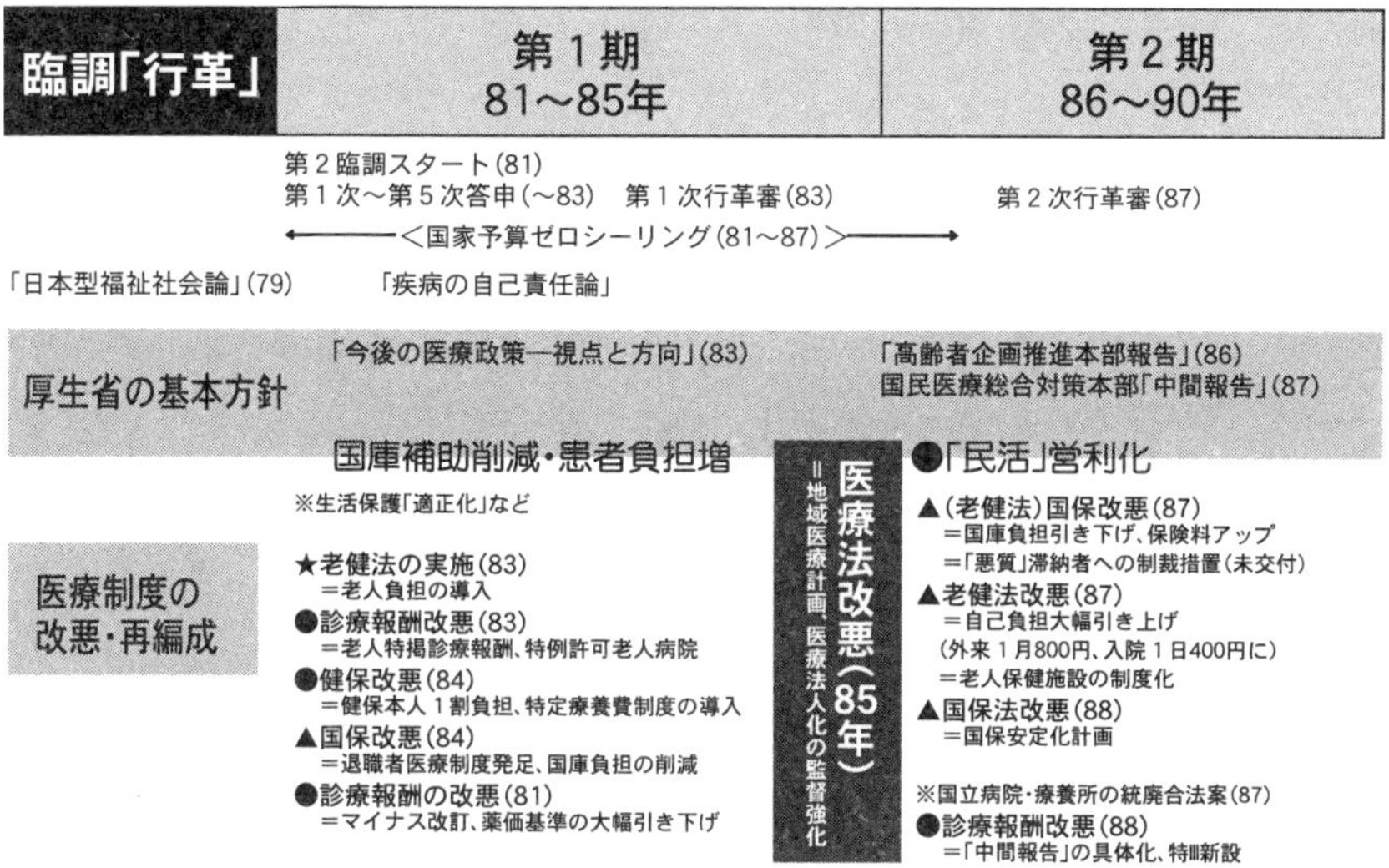

臨調「行革」
第1期
81～85年
第2期
86～90年
第2臨調スタート(81)
第1次～第5次答申(～83)　第1次行革審(83)
第2次行革審(87)
＜国家予算ゼロシーリング(81～87)＞
「日本型福祉社会論」(79)
「疾病の自己責任論」
厚生省の基本方針
「今後の医療政策—視点と方向」(83)
「高齢者企画推進本部報告」(86)
国民医療総合対策本部「中間報告」(87)
国庫補助削減・患者負担増
※生活保護「適正化」など
医療制度の改悪・再編成
★老健法の実施(83)
＝老人負担の導入
●診療報酬改悪(83)
＝老人特掲診療報酬、特例許可老人病院
●健保改悪(84)
＝健保本人1割負担、特定療養費制度の導入
▲国保改悪(84)
＝退職者医療制度発足、国庫負担の削減
●診療報酬の改悪(81)
＝マイナス改訂、薬価基準の大幅引き下げ
医療法改悪(85年)
＝地域医療計画、医療法人化の監督強化
●「民活」営利化
▲(老健法)国保改悪(87)
＝国庫負担引き下げ、保険料アップ
＝「悪質」滞納者への制裁措置(未交付)
▲老健法改悪(87)
＝自己負担大幅引き上げ
(外来1月800円、入院1日400円に)
＝老人保健施設の制度化
▲国保法改悪(88)
＝国保安定化計画
※国立病院・療養所の統廃合法案(87)
●診療報酬改悪(88)
＝「中間報告」の具体化、特Ⅲ新設

医療、介護、年金とつぎつぎと負担増の改悪が

表⑧をみてください。この間政府がすすめてきた医療保険制度の「改定」は、そのほとんどが国民の医療費負担を増加させる内容の「改悪」であったことがわかります。

いつでも、どこでも、だれでもがお金の心配をしないで安心して医療機関にかかれることを保障するのが医療保険制度の目的です。医療においては、受診を社会的な理由で妨げてはならないのが原則です。それは人権保障の理念にたった日本国憲法にもとづく原則でもあるのです。

ところが、二〇〇〇年暮れには、ふたたび健康保険法・老人保健法の改悪がおこなわれ、高齢者が安心して医療を受けられる権利がいっそう後退させられまし

た。そして、第一部で見たように大変な医療改悪が今再びすすめられようとしています。

二〇〇〇年四月からスタートした介護保険をめぐっても大変な問題が起きています。介護保険の保険料は四〇歳以上の国民を対象に集めますが、特に六五歳以上のお年寄りは、一人残らず保険料をおさめなければなりません。日本の社会保険で、お年寄り全員から保険料を集めるのは初めてのことで、保険料の徴収に、「少ない年金から保険料を天引きされた。生きていかれない」という悲鳴が、全国からわき起こっています。

支払うのは保険料だけではありません。実際に寝たきりになったりしたときに介護を受ける場合、いままでは約八割の人は無料でした。ところが介護保険制度では、全員が費用の一割を「利用料」として払わなければいけません。わずかな年金だけで暮らしているようなお年寄りにとっては、たいへんきびしい制度なのです。こうした費用が払えず必要な介護が受けられなくなり、病気が悪化して入院したり、亡くなる方まででています。

年金制度も二〇〇〇年四月に改悪されました。二〇歳以下の青年の場合は、一一〇〇万円も年金額が削られることになりました。

九〇年代の後半から、社会保障という名の新たな「収奪」がおこなわれているようにも思えます。これら一連の改悪が、国民の将来不安を増長し、財布の紐を固く結ばせ、不況を悪化させています。

なぜつぎつぎとこんなひどいことが

社会保障制度に対して国が使うお金を「国庫負担」といいます。実は、これがどんどん削られているのです。国が負担を削った分が国民にしわ寄せされているのです。社会保障の費用全体に対する国庫負担は二〇年前、一九八〇年には二九・二％でした。ところがこれが毎年毎年減らされており、九七年には一九・〇％にまで削られました。金額にすると年額の換算で何と一〇兆円にもなる大幅な削減です（表⑨）。先進五カ国のなかで、唯一日本だけが、社会保障への支出を減らしています。一九八〇年と一九九〇年代で社会保障に対してどれぐらい国庫負担をしているかを国民総生産（ＧＤＰ）に占める割合で比較したのが表⑩です。日本以外の四カ国が平均で五・六％から七・七％に増やしたのに対して、日本だけが四・一％から三・四％にその割合を低下させているのです。この二〇年間は、高齢者人口が増えた時期でもあります。本来なら増やさなければならない費用です。日本の異常さがここに現れています。

大幅な国庫負担削減の原因は、七〇年代までさかのぼらなければなりません。七〇年代に日本の政府がすすめたのは、ムダな公共事業の拡大とその工事費にあてる国債の乱発という借金の積み重ねでした。そして、その借金のツケを国民に回すためにおこなわれたのが八〇年代の「臨調行革路線」と呼ばれる政策でした。社会保障、その中でも医療はその最も大きなターゲットにされました。老人医療費の有料化（一九八三年）や健康保険法の大改悪（一九八四年）、国民健康保険制度の改悪（一九八五年）などの医療制度の改悪があいついでおこなわれました。

その後、日本の経済は円高やそれにともなう工場などの生産拠点の海外移転が急速にすすみ、八〇年代後半から九〇年代はじめにかけての「バブルの時代」を迎えます。

表⑨　20年間で10％引き下げられた社会保障への国庫負担率

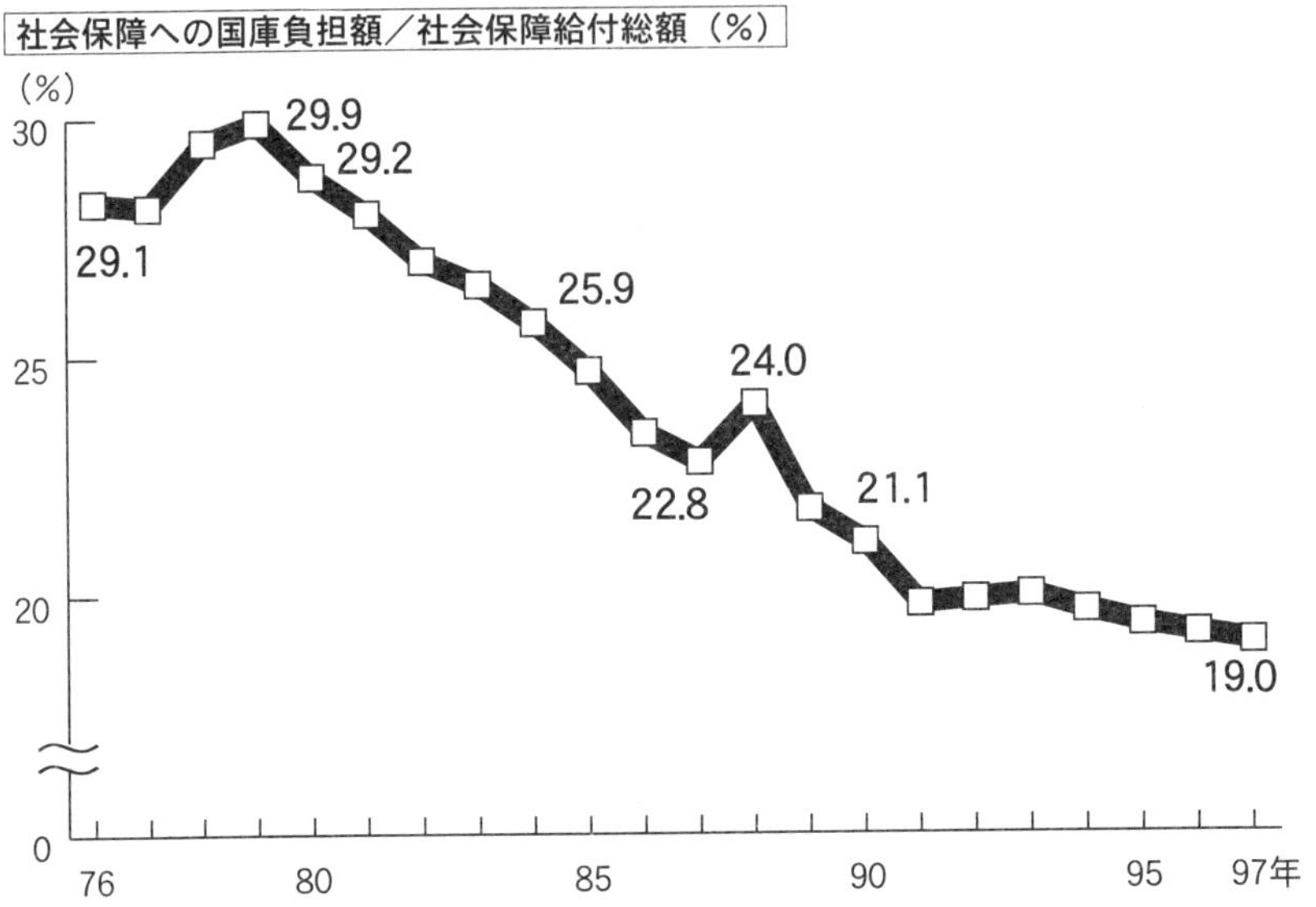

(注)社会保障財源全体にしめる国庫負担の場合
(出所)国立社会保障・人口問題研究所「1997年度社会保障給付」より作成

表⑩　先進国で社会保障への支出を減らしたのは日本だけ

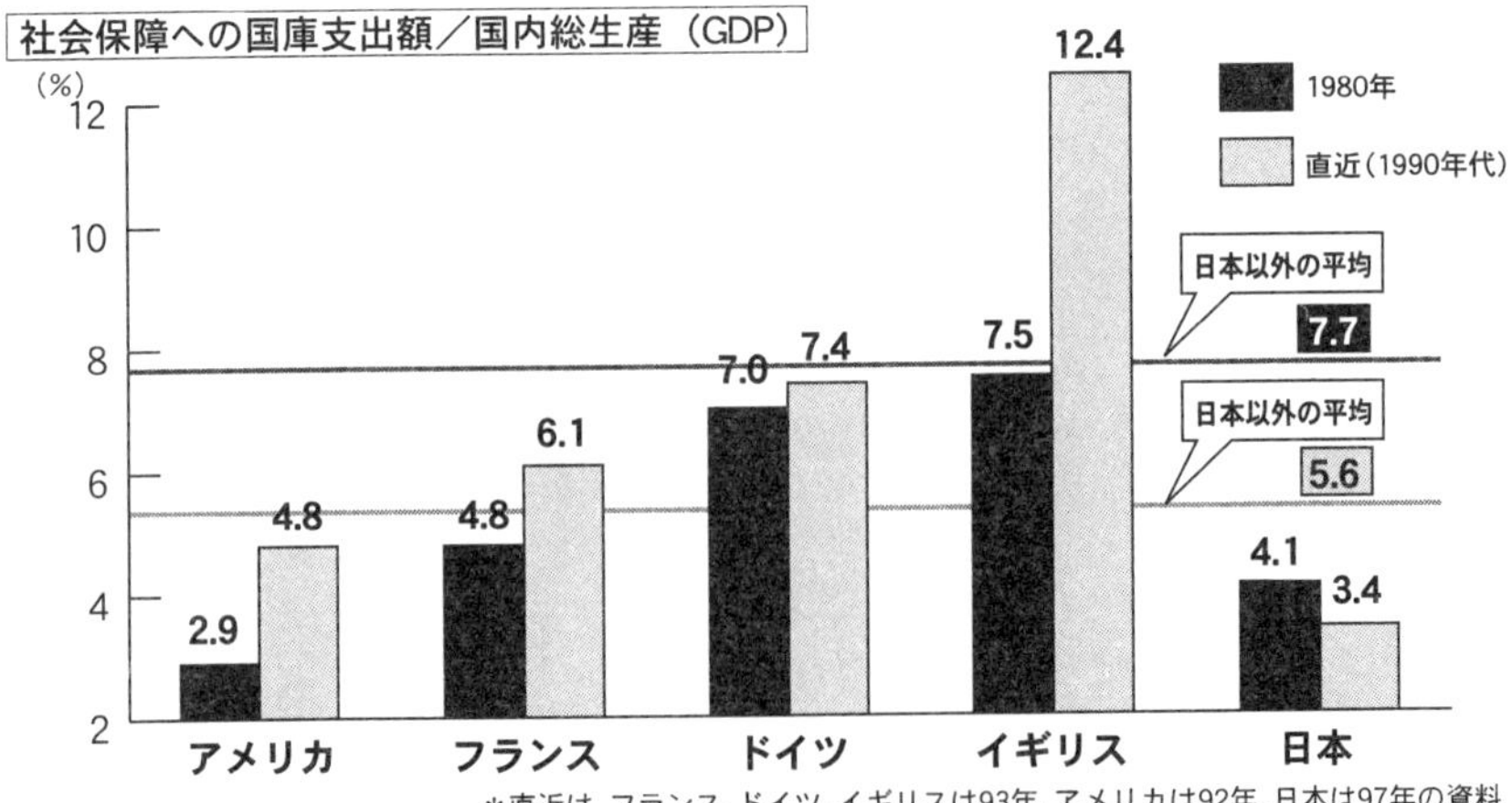

＊直近は、フランス、ドイツ、イギリスは93年、アメリカは92年、日本は97年の資料
(出所)国立社会保障・人口問題研究所「社会保障費　国際比較基礎データ」
OECD「NATIONAL ACCOUNTS」

しかし、政府・厚生省はその間も一貫して医療・社会保障の削減をつづけました。とくにベッド数の規制（一九八五年医療法第一次改悪）をはじめとして医療提供体制の改悪を抜本的にすすめる計画（国民医療総合対策本部「中間報告」一九八七年）を発表し、九〇年代に向かう全面的な医療改悪のプログラムを設定しました。

この中では国が社会保障への負担を大幅にへらし、社会保障をもうけの場として開放する「営利化」のうごきが強められました。九五年には社会保障の考え方をゆがめて「社会保障は助け合いと市場原理にゆだねる」という社会保障制度審議会の「勧告」まで発表されています。

一方、医療や社会保障の費用とは反対に公共事業費は大幅にふくれあがり、九〇年代に入ってからはアメリカとの約束もあって毎年五〇兆円が公共事業費に使われてきました。これが「バブル」の泡を大きくした原因でもあります。九三年にバブルがはじけると、今度はバブルの時代に大もうけをした大銀行にたいして、「銀行がバブルの破綻で窮地に陥ると社会不安を増す」などとして、公的支援と称して国の予算をつぎ込むということがおこなわれました。

さらに、軍事費もアメリカ軍の肩代わりをし「思いやり予算」や最新式のイージス護衛艦の建造などに年間五兆円もの予算が使われています。

政府や厚生省が医療・社会保障の改悪をすすめてきたのは、大企業本位の公共事業や大銀行支援、軍事費拡大のための財源確保と、それによって膨らんだ借金のツケを国民に押しつけるためだったことがわかります。

国庫負担削減の中心は医療改悪

そして、国庫負担を削減するために中心的に改悪されてきたのが医療保障でした。旧厚生省の政策は、一貫して医療費の抑制におかれてきました。なかでも医療費の三分の一をしめる高齢者医療費の抑制が中心でした。老人医療費の有料化をはじめ、患者さんの直接の負担を増やす、病院にかかりにくいしくみをつくるなどの改悪をくりかえしてきたのです。

二〇〇〇年四月にスタートした介護保険にもこうしたねらいが貫かれました。高齢者の長期入院を介護保険という別の財布に移し、その財源から大幅に国庫負担を減らし国民に押しつけるという計画です。しかし、これも長期入院をすべて介護保険が引き受けると介護保険料が高くなりすぎてしまうことから、十分に成功していません。

医療費抑制のための五つの作戦

医療への負担を削るために、医療費そのものを押さえ込む作戦がとられてきました。それは大きく五つの柱があります。

第一は、病人が病院に来られないようにすることです。八三年にそれまで無料だった老人医療を有料化しました。翌八四年には、戦後つづけられてきた健康保険本人の一〇割給付をやめてしまいました(八四年からは一割の負担でしたが、九七年から二割負担と倍になっています)。病院に行くと金がかかるという意識を植えつけ、受診を抑制する作戦です。

最近では、九七年九月実施の医療保険改悪によって、患者負担は平均で二～三倍、多い人では五倍にもなりました。慢性疾患の中断患者、お金がなくて医者にかかれない病人、重症化して救急車で運ばれる患者が増加しました。二〇〇〇年暮れの健康保険法・老人保健法の改悪では、高齢者の負担に一割の定率負担を導入しましたが、厚生省はこれによって年間九九〇億円、高齢の患者一人あたり六七〇〇円もの受診を抑制効果があると計算していました。

第二に、病院に来た患者には「必要、適切な医療」という名の決められた範囲でしか保険がきかないようにし、それ以上の医療は自分のお金で受けなければならないようにします。

いまは入院の時に、食事代を支払わなければなりません。これは、もともと治療の一環として保険の中で支払われていたものでした。それが医療とは関係のない日常生活の費用であるとして患者本人の支払いに切り替えられたのです。二〇〇二年の改悪では、この部分が大幅に拡大されようとしています。

高齢者の医療費がターゲットに

第三に医療費を分析してみたら、一番金がかかるのは、入院、高齢者、高度医療だった、これを防ぐには、いまある一八〇万のベッドを一〇〇万ぐらいに減らして、入院したくても入院できないようにしてしまえという作戦です。

医療法の改悪ではこのことが追求されてきました。介護保険の実施にもこのねらいが込められています。医療法の改悪で医療機関を区分けし、病室の面積や医師・看護の定数によって、各病院がベッドを減らしたり、なかには入院医療をあきらめたりする方向に誘導しました。地域医療計画をつくりこれ以上入院ベッドを増やさせないしくみもあります。

また、高齢者の医療は若い人とは違うとして、高齢者を差別し支払いを押さえるしくみもつくられました(老人保健法)。高齢の患者が長期に入院していると病院の収入が減るしかけがつくられ、高齢者の病院追い出しが社会問題になったこともありました。

また、日本の入院期間が諸外国と比較して長い原因が高齢者の「社会的入院」にあるとして、高齢者の長期入院に対しては罰則的に看護料を大幅に引き下げるなど、高齢者の入院期間を短縮するように強制してきました。二〇〇二年の改悪では、六カ月以上の入院に大変な自己負担を押しつけようとしています。

第四は、このようにしても生じる国の負担は「財政調整」という名前で、労働者の保険料に転嫁したり、地方自治体におしつけたり、患者の窓口での負担を増やすなどして国民に押しつけました。

政管健保では九二年に国の負担率を一六・四%から一三%に、国保では八〇年代に六〇%であったものが四〇%にと大幅に削減されました。この結果、政管健保は九三年から赤字に転落し、国保は保険料が大幅に引き上げられ、「とても払えない」という滞納者を多数生み出しています。そして罰則としての保険証の取り上げが制度化されています。

老人保健法によって、健保や国保からお金を出させて高齢者の医療費を負担し合うしくみ（老人医療費拠出金制度）もつくられました。

第五は、低い診療報酬や医療機関からの請求の切り捨てで、病院の経営を悪化させたり、病院そのものをつぶしてしまおう。安上がりにすむ医療機関に変えていこうという作戦です。二〇〇二年四月の診療報酬のマイナス改定は、この典型例です。

以上のように、「医療費の抑制」を口実に、医療機関には縮小を迫り、国が負担すべき費用を、国民に押しつけてきたのが八〇年代からの医療改悪の歴史です。この結果、国民の医療を受ける権利と機会が奪われ、「患者になれない病人」などのことばも生み出されました。

きわめて少ない医師や看護婦

旧厚生省は長い間、少ない医師や看護婦の体制を改善しようとせず、逆にさらに少ない人員で効率化を追求してきました。病院自身が人員を増やすと、その病院の経営が悪化するというしくみをつづけているのです。

たとえば医師や看護婦の数を外国と比べてみましょう（表⑪、⑫）。

医療をささえる医師や看護婦の数は、日本では病院のベッド一〇〇床に対して医師は一二人、看護婦は四二人です。ところがアメリカでは、なんと医師が六四人、看護婦は一二九人にもなります。つまりアメリカの病院には、日本の五倍の医師と、日本の三倍の看護婦がいるのです。それだけの人たちが働いている病院を想像してみて下さい。もっともっとゆとりのある医療や看護ができることはまちがいありません。

ヨーロッパでも日本の看護婦の数と同じ位の医師がいて、さらに看護婦の数はその二倍をこえ

表⑪⑫　日本の医者・看護婦はたりているのでしょうか？

100床当たり医師数の国際比較

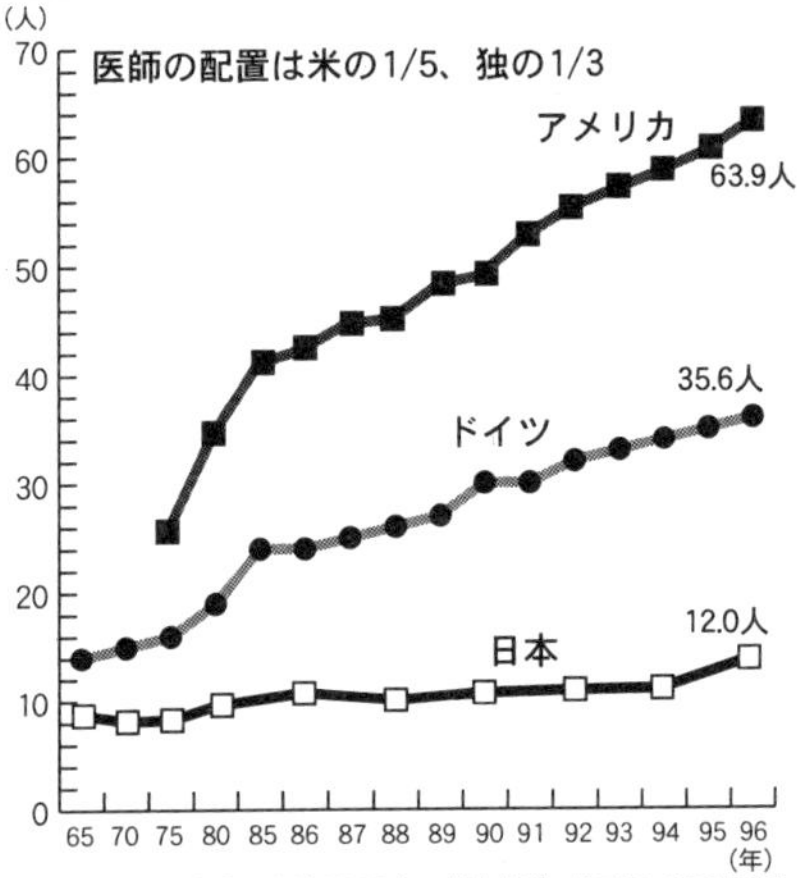

(出所) 日本「医療施設調査・病院報告」「医師・歯科医師・薬剤師調査」
諸外国　OECD「Health Data 1998」より
旧厚生省健康政策局作成

100床当たり看護職員数の国際比較

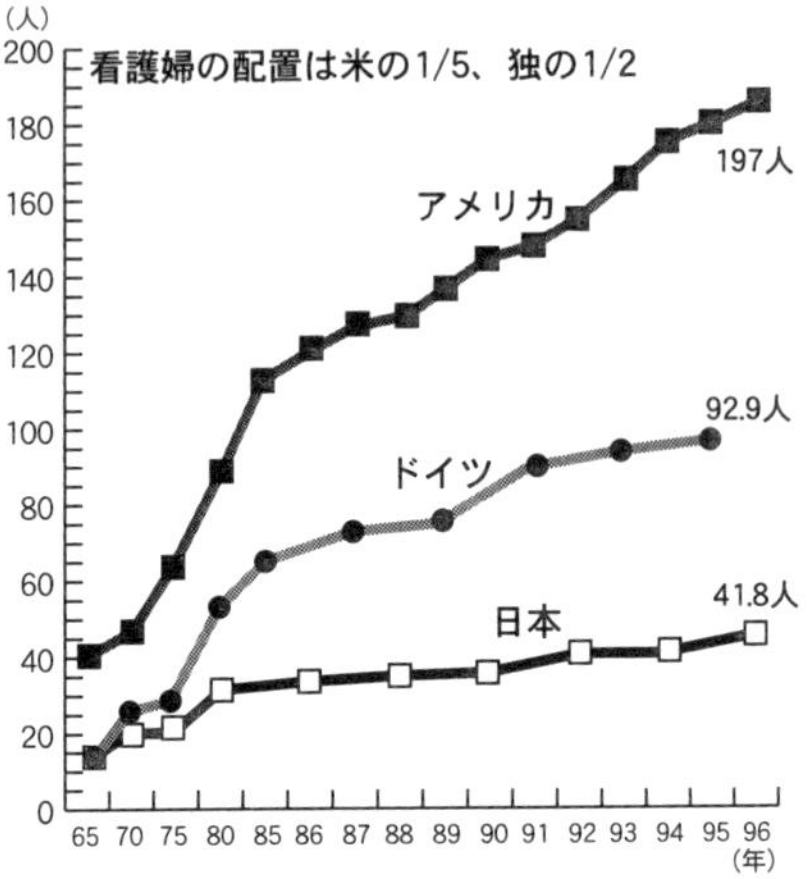

(出所) 日本「衛生行政業務報告」
諸外国　OECD「Health Data 1998」より
旧厚生省健康政策局作成

るのが普通です。これが世界の常識なのです。

「高齢者は豊か」って本当

政府は最近、社会保障への国の支出を減らす理由の大きなひとつとして、高齢社会がすすむなか「日本の高齢者はけっして経済的な弱者ではなく、もっと相応の負担をすべきだ」と主張しています。高齢者の所得や貯蓄額の全体の平均値を示して、「他の世代とそん色がない」「資産がある」というのです。

しかし、平均値というのは「弱者ではない」根拠にはまったくなりません。それは、全高齢者の七割以上が年間所得二四〇万円未満、女性の八割が一六〇万円未満、年金受給者の約半分が月額五万円未満の基礎年金のみ、無年金者が二〇〇万人などの事実

表⑬　日本の高齢者は豊かになったのでしょうか？

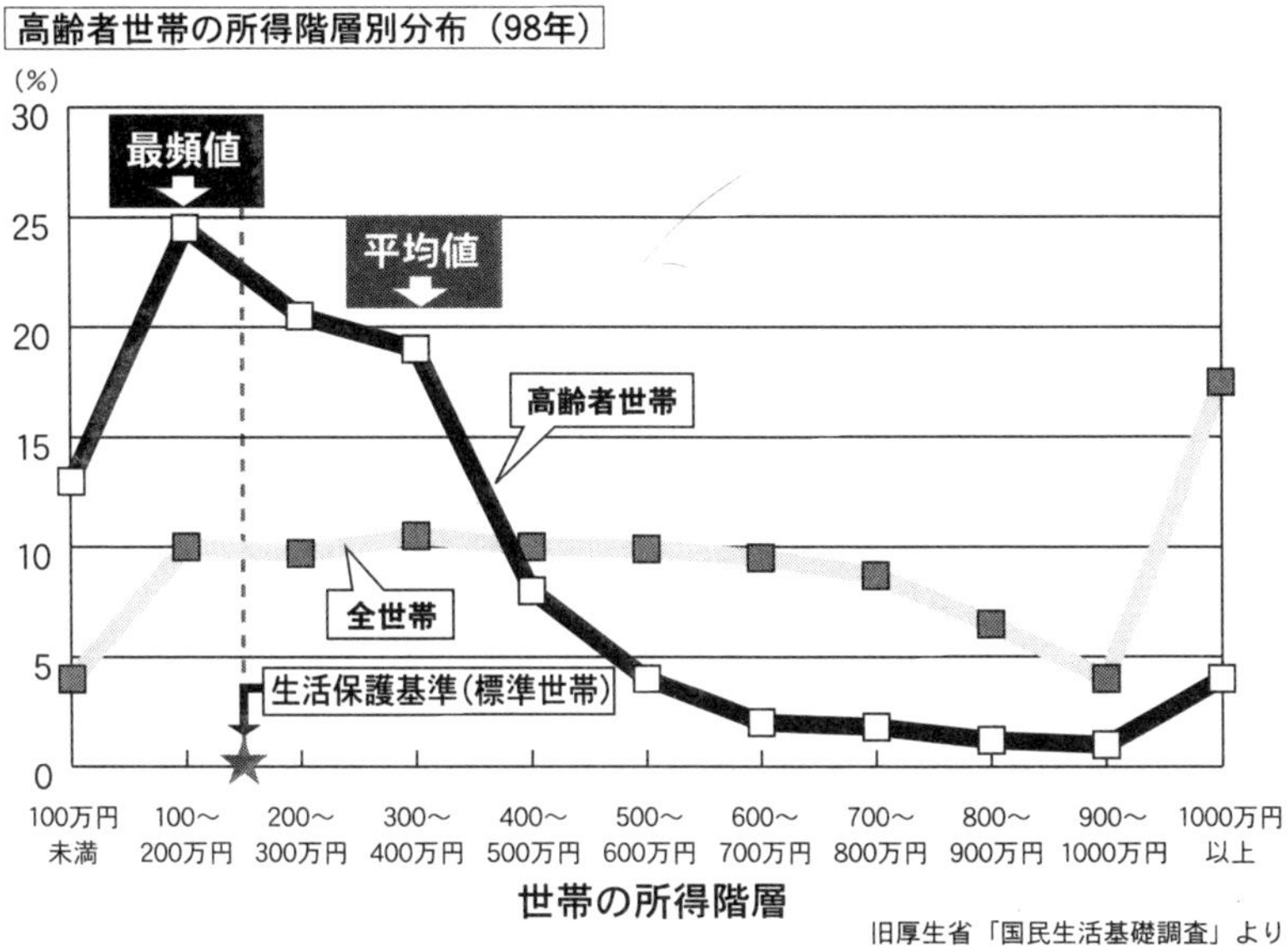

旧厚生省「国民生活基礎調査」より

が示しています。

一九九八年の高齢者世帯の所得階層分布（表⑬）でも、最も分布が集中している最頻値は一〇〇～二〇〇万円層で二五％を占めています。生活保護基準が二〇〇万円程度であることを考えると、高齢者の五割が生活保護基準を下回り、六割が平均値を下回っていることがわかります。つまり、一部の高額所得者、高額貯蓄者によって平均値があがっているのです。政府がもちだす平均値による議論は、高齢者の暮らしの深刻な実態をおおいかくす意図的なトリックであることは明らかです。

「福祉目的」という名の消費税大増税

社会保障問題でふれておかなければならない問題に、消費税問題があります。

総選挙が終わった二〇〇〇年七月に、政

府税制調査会が「二一世紀の基幹税として消費税を位置づける」という中間答申を首相に出し、「社会保障の財源として消費税を福祉目的税とし、一〇%～二〇%に大幅引き上げ」をおこなう議論がおこなわれています。

そもそも消費税は、導入の時も「高齢化社会のため。福祉のため」と宣伝されました。この一二年間で国民が支払った消費税の総額は約一〇一兆円にものぼりますが、そのうち社会保障に使われたのは約四〇兆円にすぎません。結局「高齢化と福祉」は口実にすぎませんでした。しかも、消費税は、低所得者ほど負担率が高くなり、福祉の目的とは全く相反する性格を持った税制度です。

いまの日本の危機的な財政状況の中で、政府がその穴埋めのために、消費税を当てようと躍起になっているのは、消費税を一%上げただけで約二・五兆円の税収が見込まれる「打ち出の小槌」だからです。しかしそれは、この構造的な不況が、消費税の増税から始まったことを考えれば、この企てが、ますます国民生活をどん底におとしいれることは目に見えています。また、消費税には社会保障財源としての大企業の負担を減らすねらいがあります。

社会保障に財源を振り向ける転換を

製薬企業大手一五社の連結経常利益は九九年度約九〇〇〇億円、国民医療費の三%に相当する巨額の利益を上げています。こうしたところにメスを入れずに、高齢者や多くの国民に負担を押しつけるのは本末転倒です。

国民の負担増と社会保障水準の低下の最大の原因は、社会保障財源に占める国庫負担を大幅に低下させてきたことです。

大型公共事業や銀行、ゼネコン支援のむだ遣いをやめて、社会保障に財源を振り向ける政治の転換をかちとらなければなりません。

（この第二部は、全日本民主医療機関連合会の学習パンフ「人間らしく生きる権利と社会保障」に掲載したものに、加筆訂正したものです）

第三部　医療のこころ——「いのちこそ宝」

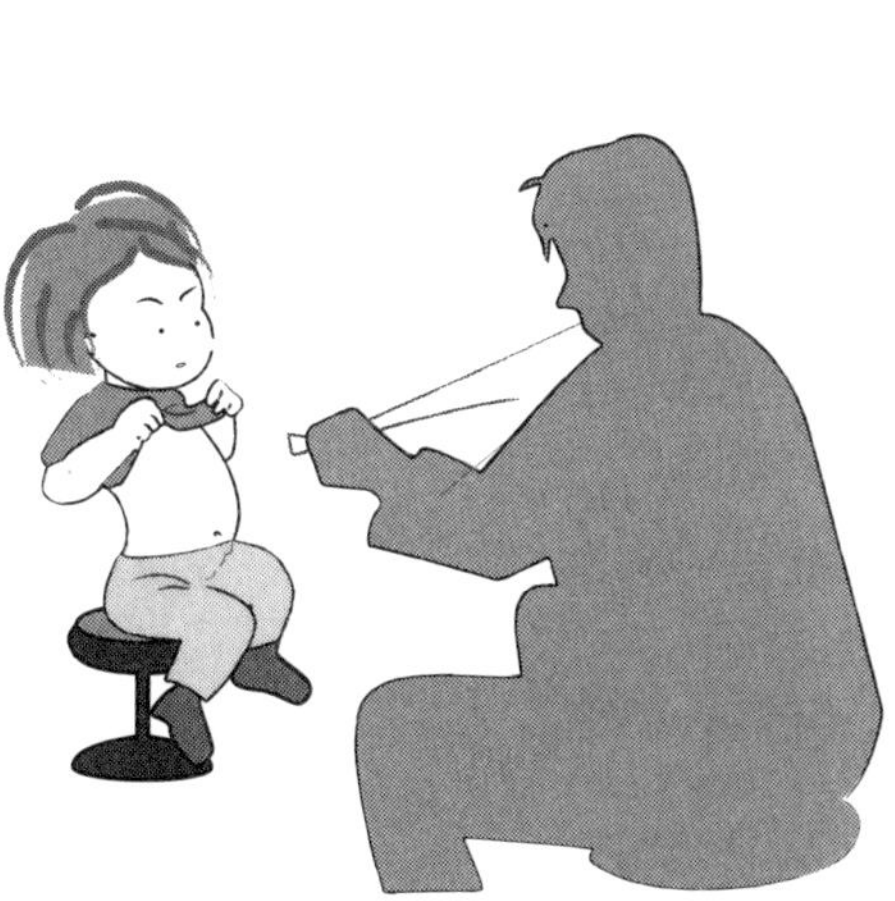

高柳　新

この文章は二〇〇一年五月一二日～一三日に開かれた全商連共済会第二回理事会でおこなった講演「いのちこそ宝」に加筆訂正したものです。

国民皆保険制度が確立する以前の医療状況

私の名前は高柳新（あらた）といいます。この名前には両親から聞くところ、重大な意味があるということでした。

私が生まれたのは一九三九年（昭和一四年）で、およそ六〇年前です。親が私の名前をなぜ「新（あらた）」とつけたか。それは六〇年前の日本の国民が受けている医療の状況を象徴的に示していると思うのです。

実は私が生まれる一年前に総領つまり私の兄が死んだのです。総領が死んでその後私が生まれたので、総領が新たに帰ってきたと、私の名前は「新」になったということです。一番上の総領がなぜ死んだのかというと、虫垂炎（盲腸）だったのです。その当時盲腸の手術は技術的には簡単にできる時代になっていました。

ところが、東京の大学病院や大病院をたらい回しにされました。その理由は当時のお金で頭金を五〇円入れれば手術をしてあげるということだったのですが、五〇円を持っていなかったので、ぐるぐるまわっているうちに盲腸がたちまち腹膜炎になり、手遅れになって亡くなったということなのです。六〇年前の日本の国民が受けていた医療は、基本的にはそういうものでした。

みなさんも経験があるかと思いますが、子どものころ少しお腹が痛い、風邪をひいたというぐらいではむやみに医者にはかかれない状態が長く続いていました。私は子どものころ風邪はだいたい芥子（からし）シップを貼る病気だと思っていました。

風邪をひくと母親は豆腐屋へ行って、芥子をもらって、油紙に塗って貼っていました。風邪が治ると、四角い真っ赤な芥子によるやけどをする病気だと私は思っていました。

医者にかかるというのは、子どもでいえばのるかそるかの局面、肺炎や赤痢でいのちを落としそうだというようなときにはじめてかかることができたのです。普通に日常的に医療にかかれるようになったのは、一九六〇年代からです。それ以前はいまお話したような状態でした。

戦前から続いていましたが、終戦直後に結核が猛威をふるいました。基本的には国民の栄養状態、生活環境、労働条件が極めて劣悪だったことが大きな土台になっていました。その上なおかつ医療機関に自由にかかれない。そのころアメリカからストマイなどが闇で上陸してきました。それを一クール三六本打つと、だいたい治すことができるというのが一つの単位でした。闇で入ってくるストマイは当時のお金で一本一万円だったといわれています。

終戦直後の一万円はいまの価値にしてどのくらいか厳密には計算できていませんが、だいたい三〇万から五〇万円かと思います。毎日一本注射を打って、それを三六本打てる人は普通の日本の国民にはほとんどいなかった。しかしまれにはいて、打ちはじめると劇的によくなることがわかっていました。六本目になってぐんとよくなっていく。肺結核から腸結核になって、そのまま放置すれば数日で亡くなる人が、六本目ぐらいから急に下痢が止まり、食欲が出てぐんぐん元気になっていくという例がたくさんでてきました。同じ状態でもストマイが手に入らない人は、そのまま亡くなっていく。同じ病室の中でそうした例がいくつもみられる状況がありました。

一日一本一万円のストマイを合法的に手に入れるまでに、かなり激しい闘争がありました。死を覚悟して血を吐いて、結核菌を出している人たちが全国各地で県庁前に座り込んで、東京の場合は厚生省前に座り込んで「生きる権利をよこせ」とたたかった。その迫力に圧倒されたこともあるのですが、患者さんたちは猛烈な結核菌をばらまいていますから、警察もむやみに近寄れない。怖くてしょうがない。

そういう時に民医連のわれわれの先輩たちが、その中にわってはいって「結核予防法の確立をたたかいとろう」と叫びながらがんばっていたのです。

一九六一年以降、国民皆保険になってから結核だけではなく医療を受ける社会保障が日本に確立したということが、日本の医療、医学の歴史の中で極めて画期的なものであったとつくづく思っています。

一九六〇年代以降の社会保障の充実の流れ

一九六〇年以降、一五年から二〇年間ぐらいは、比較的社会保障が充実していくという流れがなんとか続きました。一九七三年のオイルショック以降は、激しい陰りがでてくるのですが、第一次オイルショック前後に全国に革新自治体が誕生することも重なって、一気に社会保障の破壊はすすまずに、そのまま一九八〇年代に向かっていました。

一九八〇年代前後からは、社会保障切り捨ての路線が現実になってきますが、一九七〇年前後から革新自治体が誕生して、全国各地で住民健診や老人医療の無料化ということがすすみました。当時の話をすると、東京で美濃部革新知事が誕生したときに、老人医療が無料化になり、そのとき、初めてお年寄りが安心して、無料で健診が受けられるということが実現しました。

私はその時期に医者になったのです。臨床の現場で医者を始めたのはおよそ三〇年前です。そのころは老人医療無料化や社会保障が充実していく局面にありました。

当時、私は大田病院という民医連の病院で、消化器の病気の専門家をめざしてがんばっていたのです。胃や、腸のレントゲンを撮ったり、カメラで観察したりして早期胃ガンの発見に努めていた時期なのです。老人健診をすると、七、八〇歳の方の、早期胃がんがかなり発見できました。その方たちが胃がんであっても早期に発見し、手を打てばほとんど今まで通りの生活ができるということを実感しました。

一方で床屋さんに勤めている三〇代の若者が「お腹が痛いけど、まあいいか」と薬屋さんで腹痛のキャベジンなどを飲んで一時的に痛みを抑えて、そのまま放置していて、私のところにあらわれた時には完全に手遅れな進行がんだという経験をしました。八〇歳近い人の早期胃がんが発見され適切な治療で生きておられるのに、どうして三〇代の青年が手遅れで死んでしまわなくてはいけないのかということを対比した症例を研究会で報告したこともあります。

置き薬のようなものを利用されている方もたくさんおられると思いますが、経済的には安上がりで医者の手もわずらわさない。しかし本当は、極めて恐ろしい面もあるのです。最近の流れをみますと医療が昔に帰っていく、自分で責任をとって自分で置き薬を選択してという時代にまた帰ろうとしているのかとつくづく思います。

冒頭に私の兄の話をしましたが、いまそんな話は全国各地にゴロゴロところがっています。私がかつて勤務していた大田病院の近くに大学の医学部附属病院がありますが、そこへ外国人労働者が心筋梗塞を起こし、救急車で運ばれて来ました。いま心筋梗塞という病気は、医学の進歩が貢献してかなり治る病気に切り替わっています。詰まった血管を広げてしまうという技術が開発されました。

心臓という、筋肉で固まったポンプの筋肉自身に血液を送り込む冠動脈が詰まった状態になりますと、詰まると血液が行きませんから筋肉は腐ってしまう。それを心筋梗塞といいます。冠動脈が何かの理由で一時的にけいれんを起こし、機能的に詰まったものを狭心症といいます。機能的にではなく完全に詰まったものを、心筋梗塞といいます。現在では詰まったものをふくらましてしまう技術がたいへんすすんでいます。

救急車で担ぎ込まれた心筋梗塞の外国人労働者が、レントゲン室に連れて行かれて、レントゲン技師、看護婦さん、医者、スタッフ全員がいよいよ冠動脈造影からそれを広げる態勢を整え、部屋の中に入った。そこで医者が「ところであなた現金は三〇万円ぐらいは持っているのだろうね、パスポートは持っているのだろうね」と聞くと「現金もパスポートもありません」と答えがかえってくる。そうするとどうなったかといいますと、狭心症で使うテープがあります。なめるものはニトロといいますが、ニトロと同じような働きをするトクホンの薄いような薬を一枚胸に貼って「他へいらっしゃい」といわれたということです。本当は一刻を争う病気なのです。その患者さんはどこへいったかというと、その大学の附属病院から歩いて一〇数分のわが大田病院へやってきたのです。大田病院の医者はどこか根本的に経済観念が欠けていたのか、「金よりいのち」を堅持していて、大学病院と同じような態勢で患者さんを助けました。助けた後で、「ところであなたは保険証があるのかい」と聞き、その外国人労働者は「ありません」と答えました。ここからが勝負なのです。仲間の外国人労働者と地域の人と、大田病院の職員は大田区役所に突進して行きました。「これをどうしてくれるのだ、こういう事態を何とかしろ」ということをやっているのです。

「日本型福祉社会」とは
――医療や福祉を充実させることは、甘えとただ乗りを助長する愚かなシステム？

先ほどもお話に出ていたので、忘れないうちに結論を申し上げます。われわれはある意味で国や行政に断固として物申す。人間としていうべきことはいう、われわれの権利を主張するという活動やたたかいを放棄してはならないと思っています。同時に現実に目の前にある問題に力を合わせて、具体的解決を図る。相互に力を合わせて守り合う、他者を守る、相互扶助するというように現実にしっかり対応し続けることが大切です。民医連では「たたかいと対応」という言葉で私たちのスタンスを決めています。いまの世の中は悪いから、そういう患者さんがいてもその程度の犠牲はやむを得ないのだといって、政治や社会に対しては大口を叩かないという立場をとらない。政治や社会に大口を叩くと同時に、目の前にある問題について歯を食いしばって、現実的に対応していく。解決に一歩でも迫る、国がそのことを応援しない場合でも、われわれは歯を食いしばってやれるところまでやるという原則でやっています。

医療の大きな流れについて、イメージをつかんでいただけたかと思います。もう少し踏みこんで、いまの医療情勢について証拠をあげて申し上げます。

ちょうど六〇年前と同じようなことが、いまの医療の世界に起こってきていると結論的に申し上げましたが、一九八〇年代以降の医療は再び大きく社会保障の破壊の方向に向かって突きすすみました。ここに自由民主党の研究叢書（そうしょ）があります。党員向けにときどき教科書を発行するのです。それに『日本型福祉社会』という本があります。一九七九年の大平内閣のときの教科書です。これからは日本型福祉社会をめざすといっています。

一九八〇年に臨調「行革」路線が大きく叫ばれたのをご記憶だと思いますが、臨調「行革」路線というのは二つの柱をもっていました。一つは「日本型福祉社会」の建設、もう一つは国際社会への貢献です。

日本型福祉社会の建設というと、何か建設的なことかと、何かよいことをしようとしているのにちがいないと、日本語だけを見るとそう思います。国際社会への貢献というと、それも悪いことではない。国際社会と敵対するよりは国際社会に貢献する方が耳障りがよいと思います。よく考えてその後を見ていると、国際社会への貢献というのは、今日問題になっているアメリカと一緒になって、もう一度戦争体制を敷く、軍事大国へ向かうということだったわけです。日本型福祉社会の建設というのは、実は社会保障、福祉の切り捨てを徹底的にすすめるということでした。

それは私が勝手にそのような解釈をしているのではないと、この教科書は教えてくれています。こう書いてあります。

「福祉政策の目的を、弱者に下駄を履かせて人並みにしておくことは、人道主義的に見えて実は最も愚劣な結果を招くやり方である。弱者であるという理由で、特別に優遇されるシステムがあれば、自分も弱者になって得をしようとする人間が増える。しかも弱者や被害者になれば、正義の御旗は自分たちが独占することになるので、安んじて強者や加害者を非難し、かつ要求を大にすることができる。こうして弱者は事実上特権をもった強者に転嫁する。人びとが争って弱者になろうとするような社会は、どう考えても健全とはいえないであろう。福祉政策の目的を弱者に下駄を履かせて人並みにしてはいけない」とここに書いているわけです。

このような引用もしています。「イソップ物語の中に、甘えとただ乗りを助長する愚かなシステムの話が出ている。犬にかまれた男が手当をしてくれる人を捜していた。するとある人がパンで自分の血をぬぐいとって、それをかみついた犬に投げてやらなきゃといったので、かまれた男は冗談じゃない。そんなことをしたら町中の犬にかみつかれてしまうはずだということは、福祉の問題では常に考えておく必要がある。でなければ老人医療無料化にともなう、医療と家庭の荒廃と同じ事態がつぎつぎに起こってくる」。

これを少し説明すると、医療や福祉を必要としている人を犬に例えているのです。政府、自治体がそれに補助を出すとか、公的な援助をするというのは、血をぬぐったパンを弱者に投げてやることになるのだと。そのパンを一匹の犬が食う。俺にもよこせ、俺にもよこせといって、世界中の犬がかみついてくる。だから犬が来たらけとばせ、叩きつぶせと、丁寧にイソップ物語まで引用して説明しています。

この本の説明をしていると時間がかかりますが、もう二カ所だけ説明します。

「要するに今日の医療保険制度は、保険といいながら保険の性格を大きく逸脱して、所得が多くて病気にあまりかからない人の負担で、所得が少なくて病弱な人の医療を保証する性質のものになっている。いわば強肉弱食のシステムになっているのである。強者が犠牲になって弱者を助けるという精神はまことに結構であるが、この制度は下手をすると弱者は負担が軽いがゆえに、どこまでも需要を膨張させ、また誰もが弱者になろうとする傾向を助長し、破綻に向かうおそれがある。それでなくとも今後は老人という弱者がますます増えてくるのである」と解説しています。

この本では人間の五つの態度を検討してみることが有益だといっています。

「人間の五つの態度、Aさんは乞食を見れば、その境遇は本人の堕落のせいだと憤慨し、なぜ働かないのかと説教する。Bさんは黙ってなにがしかの金を与える。Cさんは乞食がいるのは、政治の貧困だと憤慨し、その救済を政府に要求する。つまり自分の財布からは金を出さないが、納税者全体の財布から金を出させようというわけである」。

Cさんはなかなかいいことを言うなと私は思いますが、「Dさんは国が乞食に金を与えることがわかると、自分も乞食になって国から金をもらおうとする。Eさんはもはや自分が乞食だと思わなくなり、国から金をもらうのは当然の権利だとして、ますます多くの要求をする。A、Bはいい。Ｃはとんでもない。ＣＤＥに至る堕落の構造を排除する。これが日本型福祉社会の建設だ」とこの本は最後に締めくくっています。

患者の受診を減らす方程式

こうした路線は一九八〇年代に入って、東芝の会長などをした土光氏を先頭に現実化され、実行されてくるのですが、どこでどう狂ったのか「私もめざしを食っている、私も梅干しを食っている、私もＪＲに乗っている」と不思議なことを宣伝していました。彼の食べていためざしは、私たちがスーパーで食べているめざしとはわけが違うことが、その後暴露されました。一匹七〇〇円だとかで、私はせいぜい二五〇円で七匹いるというようなものです。めざしも梅干しもピンからキリまでありますｔ。

彼が旗を振って、老人医療を有料化し、健康保険の本人一〇割給付をなくしてしまいました。最初のうちは徹底的に自己負担を増やすという作戦でした。これもこの本に書いてあるのですが、自己負担をどの程度増やすと、患者の受診が抑制され医療費がどの程度減るかという数式があるのです。$Y=1-1.6X+0.8X^2$ という統計の数式で、例えば三割自己負担を入れると、患者はどの程度減るかというのが出てきます。

五割自己負担になると、患者は二〇％台に減ります。五分の四は医療にかかれない状態です。いま大きな病院の外来を五〇％の自己負担にしようというので問題になっています。三割自己負担になると、患者は一気に四〇％減ります。二割自己負担だと三〇数％減ります。一割自己負担だとどれくらいと、この数字は誰かが勝手に言っているものではなくて、学者のつくった数式があって、それを実際に適応したのです。

先ほどの数式は、「長瀬関数A式」というのです。これに一割負担、二割負担、三割負担、五割負担といれていくとどう患者が減っていくかと言うことが統計的に出てくるシステムになっています。

ところが人間は生身ですから、いくら減っても痛くて仕方がないというときには病院へ行かざるを得ないという問題が起こってくるわけです。

そこでつぎに思いついたのは、どうして日本は患者がこんなに入院しているのだろうということです。入院ベッドがあるからだという理由に気がついたのです。そして入院ベッド数をどんどん減らし始めた。そのつぎに患者は医者にどうしてかかるのだろう。これは医者がいるから悪いのだと、医者の数を減らしにかかる。蛇口を止めにかかったということです。

本当はいま医者はもっと必要なのですが、臨調「行革」路線以降、大学の定員は医学部も歯学部も一割減にしました。二二〇万床くらいあったベッド数が一三〇万床に減りました。およそ二〇年前後で一〇〇万床近くベッドを減らしました。

いま小泉氏が、医療についての抜本的改革をやるといっているのは、ベッド数を六〇万床に減らしてしまう計画を、勇気をもって恐れることなく大胆にやるということです。医療だけではなく、年金などもかなり大胆にです。ベッド数を減らして、医者を減らしてしまえば、入院したくても入院できなくて、お年寄りたちが「ここは一週間しか入院できませんよ」といわれ、ずいぶん行き場を失っている。それは医療をおこなっている側からすると、入院診療報酬が入院期間や病院の種類でぜんぜん違うからです。

長い間入院していると、病院が大赤字になってしまうというシステムが導入されたので、いまはどうしても退院してもらわなければいけないということになっています。これは患者さんも苦しめていますが、医療機関も非常に苦しい局面になっています。その中でベッドをどんどん減らしています。

救急病棟（一般病棟）と長期病棟（療養型病棟）の二つに病室を分けて、長期病室は看護婦さんも医者も人手を減らし、診療報酬に差別をつけることです。緊急の病気については、入院で来ている人は、一、二週間以内というような激しい枠をはめてしまう。こういうことはたいていアメリカで思いついたことを導入してきているのですが、自己負担を増やし、蛇口を止めて社会保障のシステムを変えようとしています。

いままで社会保障でカバーしていた食事や入院の室料などを自己負担にしてしまうという作戦です。社会保障の考え方そのものを、根本的に変えてしまう。食事は全部ではありませんが、かなり有料化されてきています。いままでは食事療法は、闘病には無くてはならないことでした。入院しなくて、自宅で飯を食っている人はその金を自分で払っているのだから、病院でも食費は別にしよう。薬代も別にしよう。差額ベッドもどんどん導入しようということです。

差額ベッドについて少しお話すると、東京に高額の差額代をとっている有名な病院があります。

アメリカ仕込みの看護や救急医療で世界の水準を誇っているといわれている病院です。一番立派な部屋に入院すると、医療とは無関係に一日九万八〇〇〇円の差額代がかかります。毎日一〇万円払える人はそう滅多にいないのですが、世の中には払える人もいるのです。

このような病院の特等室に入らなくても、いまは救急車で先ほどのような心筋梗塞で病院に行くと「差額三万円の部屋は空いていますが、それ以外は空いていません。どうしますか」といわれます。東京でも一流企業に近い企業に働いている若い労働者でも、都内の病院をたらい回しにされています。たとえ一流企業に勤めていても一日三万円、それで何日かかるかわからないというそんなお金は準備できないので、回されている。そしてやってくるのはどこか。大田病院、中野共立病院などにきます。そういう方に民医連の大田病院、中野共立病院などは人気があるようです。

大田病院の入院ベッドの二割は、生活保護の方とホームレスの人たちだそうです。救急車の隊員も人間的な方が多いようで、こういう人の医療について「一番親切なのは大田病院に違いない」と思い、差額ベッド代をとる病院には運ばない。こういう分野はダントツで民医連の水準が高いというので、どんどん期待が高まっています。それに挑戦していると、われわれの経営は限りなくピンチになっていく、世の中大変だとつくづく思っています。

アメリカの医療の現実――自己責任のゆきつく先

少しアメリカの医療の話をします。アメリカには公的社会保障が基本的にありません。一九六五年に一部の貧困者と障害者、高齢者に公的社会保障ができました。しかし大部分が民間保険なのです。民間保険に会社ごと入る、あるいはめいめいが入るというシステムになっています。アメリカの人口は約二億六五〇〇万人ですが、そのうち四七〇〇万人以上の人が無保険です。病気になっても保険がない状態なので、医療が受けられません。医療の受けられない人がアメリカの人口の一八％に達しました。その人たちはアメリカの医学がどんなに高度でも、無医療の状態にさらされています。

それから民間保険ですから、ピンからキリまでです。「松竹梅」になっているのです。安い保険に入っていると、例えば下血をした、便に血が混じったとしても、この保険ではレントゲンはカバーしていないからと、腹痛の薬をもらう程度でとまってしまう。そして四カ月経って、大腸がんの手遅れで亡くなるということが具体的に報告されています。

聴診器をあてているのは医者ですが、医者の手綱を引いているのは生命保険会社だといわれています。

この保険でカバーしているのは、薬を出すところまでで、胃のレントゲンは撮ってはいけない。胃カメラをやってはいけない。やってよいというレベルの保険かどうかということが問題になるのです。

できないことをしてしまうと、医療をしている医者が契約している保険会社からクビになってしまうことが、現に起こっています。契約している保険会社が、医者に保険の契約違反以上の検査をしていないかどうかということを、チェックする株式会社もあるそうです。だいたい元医者や元看護婦が雇われて、チェックに回っているということです。惨憺（さんたん）たるありさまになっています。

医療だけではなく、アメリカでは激しい貧富の差が拡大しています。『素顔のアメリカNPO』に出てくる話では、「グレースヒルで出会う住民の間に結核や皮膚病とありとあらゆる感染症をみた。精神科系の患者さんも住民の二～三〇％を占めた。そのうち約八割は麻薬を乱用しており、症状が深刻だった。多くの病人が適切な治療を受けることなく放置されていた。そもそも彼らは、予約された日時に病院に行かない。スケジュールに従って生活する習慣がないので、予約を忘れる。交通費がない。着ていく服がない。彼らが病院へ行かないのはそんな理由がほとんどで、日本では考えられないことばかりだ。運よく病院にたどり着いても、支払い能力が無いため、親身になって治療してくれる医者は少なかった。私が知る住民の一人は、明らかにうつ病の症状を呈していたが、病院で処方されたのは腹痛の薬だった」と書いています。

アメリカの医療技術は高い水準にありますが、社会保障の欠落によって、目を覆うばかりの惨憺たるありさまです。日本はアメリカのまねをしようという路線をとっているわけです。

病気になったのは本人のせい、疾病の自己責任といいます。これが第一原則です。第二原則は、医療サービスはこれからは公的にやるのではなく、ビジネスとして市場の論理でやる。儲からないのはやらないという原則、この二つを追求するということです。これは小泉さんも今度の所信表明演説の中で、全体的に繰り返していることです。

いま、資本主義の考え方の一つとして「新自由主義」といわれている考え方があります。これは簡単にいうと、みんな自由にやればその結果、世の中全体がバランスよくなるのだという考え方です。こうした資本主義の初期段階にあった古典的な資本主義の自由主義の考え方が、一九三〇年代にアメリカにも日本にも世界中に大恐慌をもたらしました。そのときの教訓から、失業者が出たら国が雇用をつくる、お年寄りが増えたら年金をつくる、社会保障を充実するというようなことを国の責任で調節していく、バランスをとっていくという考え方が一九七〇年代前半まで続いたのです。

アメリカのフリードマンという学者の『選択の自由』という本があります。死ぬも生きるも個人の選択の自由であるということが書いてあります。長生きしたい奴はがむしゃらに働いて、自分の責任で金を稼いでおけばいい。長生きしたくない奴は働かないでいればいいし、それについていちいち国が税金を使う必要はなしというのが、「新自由主義」の考え方です。

したがって政府は限りなく小さな政府になって、医療や福祉や雇用や環境、年金という問題について国はできるだけ小さくし、一方で国が税金を使わなくてはいけないものは、軍事、外交、治安に限る。

それ以外のものは税金をできるだけ使わないようにしようとしています。いまの日本は、大銀行や大会社がピンチになったときには、自己責任の原理も何もなく、湯水のごとく金をつぎ込む。軍事、外交、治安にも金をつぎ込む。その一方で国民生活に関わる問題については、限りなく小さな政府になっていくようにする。これを「構造改革」という名前でやろうとしています。

一番肝心なのは〝いのち〟

メインテーマに「いのちこそ宝」と書きましたが、人間にとって一番肝心なものは「いのち」です。「いのちこそ宝」というのは沖縄の言葉で「ヌチドゥタカラ」といっています。政治や経済や文化、ありとあらゆるものは、人間のいのちを守り子どもを育てていく歴史です。経済活動も政治も文化もいのちを守るための手段です。生産性のない人間、高齢者、障害者、子ども、婦人、経済的に効率が悪いものは切り捨てていくというような考え方を断じて許してはならないと思います。

われわれは働いている、仕事をしている、商いをしているというのは、実は自分を守り家族を守るためです。いのちのつぎに大切なのは仕事です。仕事をすることなしには、自分も家族も守れない。健康と労働というのは完全に対（つい）になって存在していると思います。いのちを脅かす三大原因は「戦争」と「飢餓」と「病気」だと昔からいわれています。人類の長い歴史もだいたいこれでした。

戦争で大変な数の人が亡くなっています。第二次世界大戦だけで六〇〇〇万人が亡くなったといわれています。二〇世紀全体では、第一次世界大戦、朝鮮戦争、ベトナム戦争などでトータル一億人が亡くなったと推定されています。

戦争でいのちが奪われていく。飢餓、食べ物がない。いまの日本では食べ物が無くて亡くなる人の数は多くありませんが、世界的に見ればたいへんな数の人たちが飢餓で亡くなっています。

アメリカでも食うや食わずの人が二〇％いるそうです。国民の五人に一人は飢餓線上です。世界的にも人類のおよそ六〇億人の二〇％の人たちは極めて貧困で、生きるか死ぬかというレベルの人が八億人は下らないといわれています。五歳以下の子どもが、毎日地球上でおよそ四万人は死んでいます。病気や薬がないというのではなく、食べ物がない、ミルクがないというので死んでいるのです。

一方で猛烈な貧富の差が生まれ、貧富の差が拡大しています。最近日本でも、経済格差や不平等社会が拡大しているといわれていますが、アメリカと日本で貧富の差が拡大しています。経済が行き詰まっているといわれていますが、実は一部の人のところでは著しい高収入になっているのです。高収入と全体的な窮乏の両極分解がすすんでいるといわれています。

三番目の病気についてもうすこしお話ししましょう。

戦前から一九六〇年に入る少し前までは、結核が死因の第一位でした。昭和二五、六年を境にして急に結核が減っていきます。

それに代わって成人病が増え、いまは「生活習慣病」という不思議な名前に切り替えられました。

なぜ生活習慣病という名前に変えたかというのは、政治的な意味があって「病気になったのはお前さんのせいだよ」とわかりやすく徹底させるために命名され、一九九七年の『厚生白書』から出されてきたのです。

辞書で生活習慣病を見ると、成人病のことと書いてあります。成人病というと、何となく年齢とともに起こってくる病気というイメージですが、生活習慣病というと「俺は酒を飲んでいる、たばこは吸っている。かみさんがやめろというのにたばこをやめたら仕事にならないから吸っている」というように、その人に責任があるようなイメージとなります。本人が努力しなくてはならない面もありますが、本当は年齢と共に増えてくる病気全体を生活習慣病といったのです。

岩波新書に『生活習慣病を防ぐ』というのがありますが、この本には、実は恐ろしいことも書いてあります。アメリカでは太っている人やたばこを吸っている人に突然保険金を何倍にしたり、いざ病気になったときにたばこをやめていないと保険金を契約違反として払わなかったりするということに生活習慣病の概念を使っているそうです。太っているのも本人のせいだというのです。

本人のせいもあるけれど、親譲り、生まれつきというのもあるのです。それをみんな個人責任にして保険金の掛け金、支給に影響させる言葉として、日本にも上陸させたのです。

いまは成人病、生活習慣病の時代に入りました。このときに何が一番肝心か、三つのポイントがあると私は思います。まず衣食住は大前提なのですが、その前提の上にたって、心地よい仕事、労働、二つ目に積極的な安静、しっかり休むということと同時に散歩など適度の運動をする。三つ目は「ああ、おもしろい」というような食事をして適度に酒を飲み、みんなで話をする。人間的交流です。これを三位一体として堅持する。一人でむっつりして酒を飲むと、たいていアルコール中毒になります。一人で飲むのは具合が悪い。アル中の人が、三人そろって盛り上がって酒を飲んでいるというのはあまり聞いたことがありません。五、六人で飲むとか三人で飲むとか。愉快に飲む、交流する。自慢話をしあう。中にはお酒を飲んで反省している人もいますが、反省ばかりしていたのではだめです。これが健康のポイントです。

「平和的生存権」、これは憲法の原則の中にあるのですが、「われらは、全世界の国民が、ひとしく恐怖と欠乏から免かれ、平和のうちに生存する権利を有することを確認する」という憲法前文の一節があります。恐怖というのは戦争、ファシズムのことです。

欠乏というのは、食えなくなることです。戦争もなくて、ちゃんと食えて生きていく権利があるということを、法律の言葉で「平和的生存権」といっています。それを保障するのが憲法九条の「戦争の放棄」です。

二五条では「すべて国民は、健康で文化的な最低限度の生活を営む権利を有する。国は、すべての生活部面について、社会福祉、社会保障及び公衆衛生の工場及び増進に努めなければならない」とうたい、生存権と国の義務を明確にしています。基本的人権の中の柱にしています。

そして、この基本的人権というのは、「この憲法が日本国民に保障する基本的人権は、人類の多年にわたる自由獲得の努力の成果であって、これらの権利は、過去幾多の試練に堪え、現在及び将来の国民に対し、侵すことのできない永久の権利として信託されたものである」としてが、憲法九七条に憲法の中の最高法規として確認されているのです。

ところが小泉首相の抜本的構造改革だとかの触れ込みで、むやみに手をつけてはいけないものに、ずたずたと勝手に手をつけようとしています。それは生存権を脅かすことです。

医療や福祉を改悪していくという道は、一方では平和を破壊していく道、軍事大国への道につながり、福祉大国への道と競り合っています。彼らは平和を壊し、同時に基本的人権を奪い去る道にすすんでいます。健康とは「肉体的、精神的、社会的に良好な状態であって、単に肉体的問題ではない」のです。これは世界で確認されていることです。

医療のこころ

医療の仕事は、実は医療の専門家だけでやる仕事ではなくて、患者や地域の人たちと一体になってがんばっていくようなすすめ方が、医療の本来のあり方だと私はつくづく思っています。医療は医学的な水準、技術をあげていかなくてはなくてはいけないのですが、それは片方の一つの仕事です。

もう一方では、貧富の差なく、経済的差なく、平等に医療が受けられるような社会保障のシステムをつくる。社会保障とは生存権を公的に平等に確保するシステムのことだと思います。社会保障は、国や自治体の責任で国民一人ひとりに平等に生存権を確保するシステムのことだと思います。ところが社会保障とは自己責任だという間違ったことをいま日本の支配層はすすめようとしています。

医学がすすみ、社会保障がすすむ。社会保障がすすみ、医学の技術がすすむ。それにみんなが協力しあってすすんでいく。しかしいま国がやろうとしているのは、貧富の差の拡大、公的教育の破壊、公的社会保障の破壊、これを三位一体で「構造改革」という名ですすめようとしています。こうした動きに対し、われわれは現場でお互いに力を出しあって守り合いながら、同時に物申す。黙っていない。人間らしい生き方をみんなでつくりながら、もっとそれを普遍的に保障する公的なシステムにすべく、堂々と主張していくことが求められていると思います。

医療はそれだけで存在しているわけではなく、政治や経済や文化や大きな意味でいうなら社会環境、地球環境の中に存在していて、一つの大きな仕事がお互いにからみあって存在しています。

民医連運動についてお話しして締めくくりにしたいと思いますが、われわれの仕事は「医療を民衆の手に」、この一言につきるかと思います。津川武一という、青森で日本共産党の国会議員をしていた精神科の有名な先生がいました。先生はすでに亡くなられましたが、農家の人たちと一緒に青森の民医連の運動を大変前進させました。戦後の若いころのことですが、青森の医療はどんなだったでしょうか。農民が引きつけを起こしている赤ん坊を担いで、医療機関に飛び込んだ。医者はけいれんを止める薬を注射器につめた。そこで「銭っこ持ってるか」「銭っこ持ってねえ」「じゃ注射は後にすっぺ」と、そういうひどい思いにあっていました。その人たちが一〇〇円、二〇〇円と集めて、中には日曜日になるとどこからともなく、古材を持ってきて工事に参加する、敷石を並べるなど肉体労働をして、ボランティアで仕事をした。そして診療所ができて、やがて病院になった。

これは国があらかじめつくったシステムではありません。しかし医療従事者が勝手につくったシステムでもない。われわれは民間か公的かといわれれば、民間に属していますが、やっていることは極めて当たり前の公共性の高いことだと思っています。

都立病院でも大学病院でも差額、差額という言葉が医療にはびこってきています。

二〇〇一年一月三一日には朝日新聞に「差額を取らない病院」ということで、民医連の記事が大きく取り上げられました。民医連は裕福だから差額を取らないわけではないのです。みんなの懐具合、職員の懐具合も知っている。だからこそ差額は歯を食いしばってとらないということが綱領路線に書いてあります。アメリカのリンカーンの有名な言葉ですが、それになぞらえてわれわれの病院、診療所は「働く人びとの医療機関」であるということを綱領の前文にうたっています。この「の」の意味は民衆自身の力で運営してみせるぞ。民衆自身の力のためにだといういくつかの「の」の意味が込められています。

民医連の共同組織である、友の会や組合員の数は二八五万人に達しました。この二年間で二〇万人以上が増えました。職員は四万八〇〇〇人です。

医師・歯科医師はおよそ三五〇〇人。一日外来一二万人、一日入院患者二万五〇〇〇人という力をもっています。日本の医療業界全体に対しては、量的にはさほどの影響力はありませんが、私たちの運動、組織、理念は日本の医療界のなかにかなりのウエイトを占めはじめていると痛感しています。

民医連が日ごとに心がけていることは、医学医療の向上のために努力しよう、経営をしっかり守ろう、社会保障の拡充のためにがんばろう、地域の人たちと職員の教育、学習のためにがんばろう、ということです。

われわれの運動がわれわれの世代の一時的な働きではなくて、つぎの世代もこんな運動を続けていってくれるような、後継者の対策をぬかりなくやろう。平和と民主主義のために広範な共同をつくりだそう。いま広範な共同をつくりだすことを、われわれの難しい言葉でいえば、「非営利・協同」といいます。われわれも経営活動をやっていますから、きちんと帳尻を合わせます。しかし、一番重視しているのは金ではなく、人間です。その上で経営をどうやって破綻させないでがんばりぬくか。そのために広範な人たちと手を組む。これを「非営利・協同」といいます。この精神でわれわれはいまがんばっています。

二一世紀へ向けてもその精神です。最後の拠り所というのは、先ほどの話で民医連の大田病院で二割の人たちが生活保護の方とホームレスの人たちだといいました。国がやらない、自治体がやらないのだったら、われわれがやってみせる。われわれの方がはるかに正義だ、はるかに人間的なのだ。やがてこれは国も自治体もやらざるを得ないことを、実践的に証明してみせる。金で差別するような卑しい医療はしないということを誓い合っています。

最後に詩を朗読してしめくくります。

『六月』

どこかに美しい村はないか
一日の仕事の終わりには一杯の黒麦酒

鍬を立てかけ籠を置き
男も女も大きなジョッキをかたむける

どこかに美しい街はないか
食べられる実をつけた街路樹が
どこまでも続き、すみれいろした夕暮は
若者のやさしさ、ざわめきで満ち、満ちる

どこかに美しい人と人の力はないか
同じ時代をともに生きる
したしさとおかしさと　そして怒りが
鋭い力になってたちあらわれる

茨木のり子の詩です。ご清聴ありがとうございました。

あとがき

二一世紀の初頭に、日本国憲法の平和的生存権が二つの重大な危機に瀕しています。それは、外に向けていのちを奪う戦争に参加する第九条の危機と、内に向けて、国民のいのちを奪う第二五条をはじめとする国民の生存権の危機です。

アメリカへの同時多発テロに対する報復を口実に、アフガニスタンへのアメリカの戦争行為がはじまり、日本政府の戦争加担がすすめられています。有事立法が重大な政治課題になっています。むかしから日本の支配層と自民党がねらっていた自衛隊の海外派兵を実現し、一気に有事法制の制定まで突きすすもうという作戦です。その先には日本国憲法の改悪という大問題も待っています。

その一方で、聖域なき「小泉構造改革」の重要な柱として医療「改革」がかかげられ、国民の医療を受ける権利が大幅に浸食されようとしています。

本書は、当面する「小泉医療改革」の内容が、いかに国民の受療権を奪い、国民のいのち、生きる権利をないがしろにする内容であるか、またどのように「人権」が軽んじられてきたかを明らかにし、その批判を試みたつもりです。「改革」に疑問を持つすべての方々に参考にしていただければ幸いです。

田中外相の更迭に端を発し、つぎつぎと明らかにされる自民党議員による外務省や防衛庁の私物化。国民が一番改革したいと思っている政・官・財の癒着の構造が浮かび上がりつつあります。一連の事件で、小泉首相の「改革」の正体を多くの人が見抜きはじめ、小泉人気も急落しました。しかし、医療制度改悪などを前提とする二〇〇二年度の予算案は三月六日に、数の力で衆議院を通過しました。今後、医療改悪や有事法制も数の暴力で成立させられる可能性も強くなっています。いよいよ私たちの運動の正念場です。

「いのちこそ宝」、一人ひとりのいのちを守るためにこそ、政治があるのであり、経済があるはずです。「正直者がバカを見ない社会をつくるのが構造改革」などと、リストラや経営不振に悩む人々、健康に悩む人々を、たぶん圧倒的な多数の国民を切り捨て、犠牲にして、一握りの「正直者（つまり圧倒的な強者）」のみが得をする「構造改革」などごめんです。弱肉強食の「構造改革」を一日も早くやめさせ、国民のための政治を取り戻さなければなりません。

二一世紀を、一人ひとりが人間らしく生きる権利と民主主義が花開く世紀とするために。

すすまぬ執筆陣をていねいに励ましてくれた花伝社平田勝氏と全日本民医連の事務局のみなさんに心からの感謝をささげます。また、さまざまな材料を提供いただいた全国各地の社保協運動に感謝します。

二〇〇二年三月八日　　執筆者一同

【資料】病院つぶしをすすめ、受療権を大幅に侵害する診療報酬「改定」は白紙撤回を

二〇〇二年二月二三日
全日本民主医療機関連合会理事会

二月二〇日、厚生労働省の諮問機関である中央社会保険医療協議会は、二〇〇二年度の診療報酬改定について、坂口厚生労働大臣から諮問を受け、即日回答した。

今回の改定は、「三方一両損」というまやかしの宣伝をおこないながらすすめられている小泉「医療改革」の中心課題として、医科本体で一・三％、薬価と併せて二・七％ものマイナスをおこなうという、史上初のマイナス改定となった。診療報酬の引き下げは、国民の医療を受ける権利を奪う、まさにいのちそのものを削る改定である。

再診料にも逓減制を導入

第一に、今回の改定は、医療機関によって違いはあるが、二・七％にとどまらず、大幅なマイナス改定となり、医療機関の経営にとって多大な打撃を与えるものとなっていることである。外来では、再診料に極端な逓減制が導入された。二〇〇床以上の病院では、前回（二〇〇〇年

度）の改定で大幅な丸めが導入され、今回さらに、月内二回目以降の外来診療料を、七七点から三五点に半減した。二〇〇床未満の病院についても、六五点の再診料が、四回目以降は三〇点に、診療所では八一点が四回目以降三七点にされた。これではまさに、大病院は月一回の通院、中小病院、診療所は四回目以降は受診するなといわんばかりである。病院・診療所にとってこの逓減は大幅な収入減になり、特に大病院での二回目以降の診療料の逓減は、大病院の外来つぶしに拍車をかけることになる。また、高齢者をはじめ来院日数の多い消炎鎮痛処置と湿布処置を包括化するとともに逓減制も導入した。

入院では、一般病棟での入院基本料の平均在院日数要件を見直し、「基本料1」で二五日を二一日以内に、「基本料2」で二八日を二六日以内に、特定加算で二〇日を一七日以内とした。当初案よりは若干日数が伸びたものの、この要件は、入院医療のあり方を大幅に変えるとともに、入院収入を引き下げることになる。とりわけ要件を満たせない病院にとって大幅な収益減を招くものである。

また、前回改定で導入された「減算」を、さらに拡大した。院内感染対策など医療の安全性への施策が求められるなかで、感染対策の努力にはいっさい目をつぶり、医療安全管理体制や褥そう対策を「評価」するとしながらも、「減算」項目としたことはまやかしである。

さらに、薬剤・医療材料、検体検査の適正化などで大幅に引き下げをおこなった。

また、小児医療の分野を評価するとしながらも、医師数や施設要件等で算定条件が限定されており、地域の第一線を守っている小児医療にとってはなんらプラスになっていない。そして、これまでの診療報酬にはなかった「生活習慣病指導管理料」という表現が盛り込まれたことにも重大な注意を払う必要がある。

以上の内容が実施され、医療保険制度改悪による患者減が重なると、病院つぶしがさらに加速しかねない。

特定療養費化の拡大と医療の差別化の促進

第二は、「効率と特性、体系的な見直し、患者ニーズの多様化に対応する」として特定療養費の拡大を大幅にすすめ、医療の差別化をいっそう促進したことである。セカンドオピニオンははずされたものの、予約診療、二〇〇床以上の再診、医薬品・医療器具の治験などを特定療養費とし、大病院は二回目以降の再診料を半額にするかわりに、差額を取れということである。

また、六ヵ月超の入院患者に、「特定療養費」を持ち込む大改悪を強行した。

今回の改定は、アメニティー部分に求めるとしてきた特定療養費を、再診料や入院基本料などを医療本体まで拡大し、「患者の選択」などの美名で、お金のあるなしで受けられる医療内容の格差を拡大する改悪である。

医療機関の機能分化の促進

第三に、病院の格差化、ランク分けをすすめ、医療法改悪を診療報酬から後押しする内容となっていることである。

「質の高い急性期入院医療の評価」として、「充実段階B、C救急救命センター」に対しては、五〇〇点／一日の減算をおこなうとしている。このことは明確な医療機関のランク分けであり、患者にとって大きな不安をもたらすものである。

また、手術料の体系的な見直しとして、医師の経験年数や症例数を施設基準に加え、それに達しない病院の手術は七〇％算定とされた。患者にとっては、手術料の安い病院は、医師の経験が浅く、症例数も少ない病院であるということになる。医師のランク分け、病院の種別化につながり、第一線医療の荒廃を招くことになりかねない。

一方、療養型病床については、初期加算、長期減算を廃止し、介護保険との一体化の地ならしをすすめるとともに、単純X―Pや簡単なリハビリを包括化し、看護基準を六：一から五：一に引き上げ、病棟の絞り込みをすすめようとしている。

また、特定機能病院（大学病院中心）に、一年後を目処に日本版DRC／PPSの導入をめざしていることも問題である。

調剤、歯科でも大幅な引き下げ

調剤については従来、医薬分業を促進するために技術料の一定の評価が行われてきた。しかし、ここにきて報酬による政策誘導の時代は終わったとして、この技術料本体部分の引き下げが行われ、実質四・五％ものダウンとなった。算定条件の厳しい特別指導や医師への情報提供での増点、後発品の説明と調剤への点数の新設などわずかな引き上げはあるが、ほとんどすべての薬局に関わる薬歴管理の基本部分と内服調剤料での大幅な減点が押しつけられる結果となった。

歯科については、歯周病などの慢性疾患型と従来型との二つに体系に分けたことが大きい。慢性疾患型では「かかりつけ歯科医初診料」「メインテナンス」を一連の診療として包括化し加算などが加えられた。しかし、患者の大半を占める従来型では、歯科初診料、指導管理料の引き下げ、義歯関連の包括と引き下げが実施された。また、訪問歯科診療関連では対象患者の要件を強化し、報酬そのものの引き下げをおこなった。これは患者の歯科医療機関へのかかり易さを阻害するとともに、経営危機が進んでいる医療機関にとっても大きな打撃を加えるものである。

以上のような概要が、国庫負担で一八〇〇億円の削減を目的とする今回の診療報酬改定の内容である。病院つぶしと、患者・住民と医療従事者を分断し、患者にとって二重三重の痛みをおしつけ、国民の受療権を奪うのが今回の診療報酬改定である。

こうした様々な問題が指摘される今回の診療報酬改定を私たちは断固として認めるわけにはいかない。医療改悪反対の大運動のうねりをいっそう大きなものとし、医療制度改悪を阻止するとともに、今回の診療報酬改定の白紙撤回を求めていこう。

肥田　泰（ひだ　ゆたか）
1944年生まれ
東京大学医学部を卒業後、巨摩共立病院、浦和民主診療所、埼玉協同病院、埼玉西協同病院などの勤務を経て、1992年から埼玉協同病院院長。
1992年より全日本民医連理事、2000年より全日本民医連副会長を経て、2002年2月に全日本民医連会長に就任。

相野谷安孝（あいのや　やすたか）
1955年生まれ
中央大学法学部を卒業後、医療法人立川健生会に勤務。
1985年より、全日本民医連事務局に移籍。1994年から2002年まで、同理事。
現在、中央社会保障推進協議会事務局次長。
著書に、『国が医療を捨てるとき』（あけび書房）『医療と介護』（同時代社）『日本の福祉――論点と課題2000』（共著、大月書店）『介護保険の限界』（共著、大月書店）など

高柳　新（たかやなぎ　あらた）
1939年生まれ
東京医科歯科大学を卒業後、大田病院院長、代々木診療所所長、東京民医連副会長、全日本民医連副会長などを経て、2002年2月まで全日本民医連会長。
現在、東京勤労者医療会理事長代理、中央社会保障推進協議会代表委員、全日本民医連名誉会長。
著書に、『医者の眼』（共著、同時代社）『介護保険時代と非営利・協同』（共著、同時代社）『人の情けは医のこころ』（新日本出版社）『診療所ふんばる』（同時代社）

激痛！ 日本の医療があぶない

2002年4月1日　初版第1刷発行

編者 ―― 肥田　泰
相野谷安孝
高柳　新
発行者 ― 平田　勝
発行 ―― 花伝社
発売 ―― 共栄書房
〒101-0065　東京都千代田区西神田2-7-6 川合ビル
電話　03-3263-3813
FAX　03-3239-8272
E-mail　kadensha@muf.biglobe.ne.jp
http://www1.biz.biglobe.ne.jp/ ~kadensha
振替 ―― 00140-6-59661
装幀 ―― 神田程史
絵 ―― 遠藤由紀
印刷 ―― 中央精版印刷株式会社

©2002　肥田　泰・相野谷安孝・高柳　新
ISBN4-7634-0382-6　C0036

花伝社の本

楽々理解《らくらく》 ハンセン病
人間回復――奪われた90年
「隔離」の責任を問う
ハンセン病国賠訴訟を支援する会・熊本
武村　淳　編
定価（本体800円＋税）

●国の控訴断念―画期的熊本地裁判決
ハンセン病とは何か。誤った偏見・差別はなぜ生まれたか？　強制隔離、患者根絶政策の恐るべき実態。強制収容、断種、堕胎手術、監禁室……生々しい元患者の証言。
この１冊で、ハンセン病問題の核心と全体像が楽々分かる。

ダムはいらない
球磨川・川辺川の清流を守れ
川辺川利水訴訟原告団
川辺川利水訴訟弁護団　編
定価（本体800円＋税）

●巨大な浪費――ムダな公共事業を見直す！
ダムは本当に必要か――農民の声を聞け！
立ち上がった2000名を越える農民たち。強引に進められた手続き。「水質日本一」の清流は、ダム建設でいま危機にさらされている‥‥。

ＮＰＯ支援税制の手引き
赤塚和俊
定価（本体800円＋税）

●制度のあらましと認定の要件
日本にもＮＰＯ時代がやってきた。さまざまな分野に急速に拡がりつつあるＮＰＯ法人。2001年10月から申請受付が始まった、ＮＰＯ支援税制の、すぐ役にたつ基礎知識と利用の仕方。申請の書式を収録。

バーチャル・陪審ハンドブック
―もしも陪審員として裁判所に呼ばれたら―
四宮　啓
定価（本体800円＋税）

●陪審制度が楽々わかる
陪審制度とは何だろう。バーチャル――日本に陪審制度が復活したら。なぜ陪審制度が必要か。参審制度とどう違うか。「裁判員制度」とは？　司法への国民参加で裁判はどうなる。

コンビニ・フランチャイズはどこへ行く
本間重紀・山本晃正・岡田外司博　編
定価（本体800円＋税）

●「地獄の商法」の実態
あらゆる分野に急成長のフランチャイズ。だが繁栄の影で何が起こっているか？　曲がり角にたつコンビニ。競争激化と売上げの頭打ち、詐欺的勧誘、多額な初期投資と高額なロイヤリティー、やめたくともやめられない…適正化への法規制が必要ではないか？

いまさら聞けない
デジタル放送用語事典2002
メディア総合研究所　編
定価（本体800円＋税）

●デジタル世界をブックレットに圧縮
ＣＳ放送、ＢＳ放送に続いて、いよいよ2003年から地上波テレビのデジタル化が始まる。だが、視聴者を置き去りにしたデジタル化は混迷の度を深めるばかりだ。一体何が問題なのか。デジタル革命の深部で何が起こっているか？　200の用語を一挙解説。

花伝社の本

さまよえるアフガニスタン

鈴木雅明

定価（本体 1800 円＋税）

●アフガニスタンはどんな国
厳しい自然環境と苦難の歴史をしぶとく生きてきたアフガンの人びと。混迷の出口はあるか。現地のなまなましい取材体験をもとに、知られざる国・アフガニスタンの謎を解く。

著者は読売新聞記者。

情報公開ナビゲーター

―消費者・市民のための
情報公開利用の手引き―

日本弁護士連合会
消費者問題対策委員会　編

定価（本体 1700 円＋税）

●情報公開を楽しもう！
これは便利だ。情報への「案内人」。

どこで、どんな情報が取れるか？　生活情報Ｑ＆Ａ、便利な情報公開マップを収録。

日本における本格的な情報公開時代に。

冷凍庫が火を噴いた

―メーカー敗訴のＰＬ訴訟―

全国消費者団体連絡会
ＰＬオンブズ会議　編

定価（本体 2000 円＋税）

●ＰＬ訴訟に勝利した感動の記録
三洋電機冷凍庫火災事件の顛末。ＰＬ訴訟は、消費者側が勝つことが極めて困難と言われている中で、原告、弁護団、技術士、支援の運動が一体となって勝利した貴重な記録と分析。あとをたたない製造物被害。ＰＬ訴訟はこうやれば勝てる。東京地裁判決全文を収録。

コンビニの光と影

本間重紀　編

定価（本体 2500 円＋税）

●コンビニは現代の「奴隷の契約」？
オーナーたちの悲痛な訴え。激増するコンビニ訴訟。「繁栄」の影で、今なにが起こっているか……。働いても働いても儲からないシステム――共存共栄の理念はどこへ行ったか？

優越的地位の濫用――契約構造の徹底分析。

コンビニ改革の方向性を探る。

暴走する資本主義

―規制緩和の行方と対抗戦略―

本間重紀

定価（本体 2500 円＋税）

●規制緩和で日本沈没？　市場万能論徹底批判
金融ビッグバン、大店法緩和で消える商店街、労働法制の改悪、食品安全基準の緩和、定期借地権・借家権の創設、著作物再販の廃止、規制緩和的司法改革……。社会法の解体としてのその本質を暴く。規制緩和の幻想を斬る！

こんなふうに生きている

―東大生が出会った人々―

川人博・監修
東大教養学部「法と社会と人権ゼミ」出版委員会　編

定価（本体 1980 円＋税）

●社会に対してこんなスタンスで生きている
心にひびくインタビュー 39
君たちへ／フィールドワークで出会った人々／先輩たちに聞く
鳥越俊太郎・山田洋次・池上彰・佐高信・江川紹子・折口雅博・辛淑玉・福原義春ほか